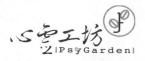

# SelfHelp

顛倒的夢想，窒息的心願，沉淪的夢想
為在暗夜進出的靈魂，守住窗前最後的一盞燭光
直到晨星在天邊發亮

# The Twelve Steps - A Way Out:
## A Spiritual Process for Healing

# 十二步驟的療癒力
## 擺脫成癮，啟動轉化

康復之友（Friends in Recovery）——著

丁耕原、張富美、葉俞均、羅時揚——譯

李昭慧——審閱

# 目錄

| 推薦序 1 | 傳統心理治療外的治療法—承認神的存在，
覺察過去對自身造成的心理傷害　沈勝昂 ………… 009

| 推薦序 2 | 我們幫助自己　唐心北 ………… 011

| 推薦序 3 | 互助自助，邁向康復之路　楊添圍 ………… 013

| 推薦序 4 | 十二步驟，推動臺灣藥癮治療的助力　諶立中 ………017

| 導　讀 | 以關懷與愛為出發點的十二步驟　李昭慧 ………… 019


| 認　識 | **十二步驟** ………………………………………………………025
　　十二步驟的歷史 / 026
　　十二步驟的目標 / 030


| 第 一 週 | **十二步驟帶給創傷者的訊息** ………………………033
　　概要 / 034
　　旅程的介紹 / 035


| 第 二 週 | **從現在開始獲得滋養身體、
情緒及靈性福祉的康復** ………………………041
　　啟程 / 042
　　使用本書 / 045
　　執行步驟 / 047

參與同意書 / 047

| 第 三 週 | **小組團體間良好的溝通與支持，是有效完成此計畫的基礎** ⋯⋯⋯053

支持與互助 / 054

與康復夥伴合作 / 056

選擇康復夥伴 / 057

康復夥伴的好處 / 059

相互協議 / 059

| 第 四 週 | **辨認問題行為特質** ⋯⋯⋯⋯⋯⋯⋯⋯⋯065

常見行為特質 / 066

| 第五週到 第三十週 | **進入十二步驟的核心** ⋯⋯⋯⋯⋯⋯⋯075

步驟一 / 076

步驟二 / 086

步驟三 / 099

步驟四 / 117

步驟五 / 146

步驟六 / 161

步驟七 / 176

步驟八 / 195

步驟九 / 211

步驟十 / 226

步驟十一 / 257

步驟十二 / 274

|附 錄 一| 協助者的說明 / 289

協助者的角色 / 290

協助者指引 / 292

團體參與者指引 / 295

建議的聚會模式 / 297

聚會聲明 / 298

三十週聚會時程表 / 299

第一週：概要與介紹 / 300

第二週：啟程 / 304

第三週：支持與互助 / 307

第四週：常見行為特質 / 310

第五週到第二十九週：步驟一到步驟十二 / 312

第三十週：結業聚會 / 314

結業證書 / 317

|附 錄 二| 常見行為特質 / 318

團體參與者指引 / 320

康復的里程碑 / 322

聖法蘭西斯祈禱文 / 323

十二步驟的允諾 / 324

寧靜禱文 / 325

十二步驟 / 326

|附 錄 三| 衛生福利部指定藥癮戒治機構 / 328

|附 錄 四| 延伸閱讀 / 333

# 傳統心理治療外的治療法——
## 承認神的存在，覺察過去對自身造成的心理傷害

沈勝昂（中央警察大學犯罪防治系教授）

　　長久以來，一般物質使用（如飲酒）是人類生活中常見的社會行為與活動。科學研究指出，透過物質使用會改變個人情緒或意識狀態。儘管如此，在常態的社會框架中，物質使用顯然並未被視為一種個人不良行為或惡性的習慣，反而是一種社會能力或社交技巧的展現。常見的物質有菸草、酒精、咖啡因飲料，甚至大麻（限特定的地區），人們經常使用來提振精神、保持清醒、放鬆，或降低焦慮、甚或減低疼痛感。然而也因為各種物質存在的普遍性，以至於常有頻繁（如每天一次或數次）使用的情形，導致個人對物質的使用逐漸演變成難以掌控。若使用情況超過一般常態標準，會傷害個人自身健康；過度濫用或重度依賴者也會達到無法正常生活的程度。

　　原是常態的庶民生活社會與行為卻變成難以控制的物質使用狀況。失控影響且破壞了個人的生心理狀態，成癮者必須一再使用（即重複行為），否則會產生負面生理或心理反應，進而影響工作能力，造成無法負責、危及人際關係等的問題。一般而言，社會多認為「無法掌控（如飲酒）」這是個「人」自身的問題，多以個人品行或道德敗壞的批判居多，輕者如「酒品不佳」、「爛人」；嚴重者則以「酒鬼」、「酒癮」稱之。個人「行為不良」自然是「行為改善」，變成「好人」即可。只是這種「行為好壞」、「好人壞人」單純的道德或個人行為選擇，無關疾病或醫療的觀點，從目前酒精濫用或相關物質濫用愈形嚴重的發展而言，這種道德教育性質的「標籤」、「教條」著實毫無建設性的裨益，幾乎無助於濫用物質、物質依賴的改善。

本質上，毫無疑問，人是行為的主體，「人」「喝酒或不喝酒」，理應可以自己決定，但實務上卻不盡然是如此，當這個「喝酒行為」的決定跟個人身體、心理、社會文化、生活環境相互交錯的影響下，「喝酒行為」的發生卻變得異常的複雜。近年來，國內所面臨的物質使用（含酒精）現況惡化，除了現象上日益攀升的「飲酒」或其他「物質使用」比例造成社會與政府大量成本的付出外，臨床上酒精（物質）「戒癮治療」成效也未見顯著的改善，顯見醫療的介入並沒改善「人」「掌控」喝酒與否的能力，「人」自己對「物質使用」失去控制力，這對傳統的心理治療「以人為主體」無疑是一大挑戰。本書雖然以傳統心理學主張，即早年發展缺失（如被忽略或虐待）為成年後「偏差或疾病」行為成因的心理病理觀點為根本，但一反過去的心理治療模式，本書導入「造物者（如上帝或神）」對「人」的掌控「力量」，讓「物質使用成癮者」看見自己在酒精使用行為上的「無能」，承認有「神」的存在，藉此「覺察」不良過去對自身造成的「心理」傷害。在這個「覺察」過程中，透過與「造物者」的「醫治」關係，使得「人」與「神」在保護的關係裡，可以檢視自己的身心問題，特別是那些造成自己飲酒或物質使用的根源，將自己過去以來的傷害在這「人—神」的關係中，得以讓「自己」重新建造（或治療），成為一個健康的自己。直白地說，這是一個透過「神」來 empower（交付能力給）「人」對「自我」進行「心理治療」的過程，讓人重新成為新造的自己。

除了治療取向不同於傳統心理治療外，本書在說明理念的同時，也對應著治療的理念提供了許多豐富的「治療實務」活動。這些操作活動都有詳細的引導與說明，具高度的實作功能，可以說是「理論」與「實務操作」兼具的專門好書，相當值得心理治療專業實務人士參考使用。

# 我們幫助自己

唐心北（國家衛生研究院「臺灣成癮醫療臨床與研究訓練計畫」執行委員）

「康復開始於一位酒癮者和另一位酒癮者的對話、分享經驗、長處和盼望。……這裡沒有競爭和爭辯的基礎，大部分的人感受到其他人的不足，也體會到尊重其他人的意見對其他人的益處。」──出自《戒酒匿名會》

一九九一年秋天，我進入當時的草屯療養院煙毒勒戒中心工作。當年，臺灣的海洛因與安非他命濫用問題頗嚴重，只是，那個時候我們還沒有引進美沙冬等藥物，因此許多成癮者，或自願、或在家屬勉強下，進入勒戒中心短暫住院以求脫癮。然而，有很高的比例在出院後不久即又再復發。

一九九二年初冬，我有幸受邀赴美考察，當時美國國家藥物濫用研究院（National Institute on Drug Abuse, NIDA）安排拜訪了好幾個治療機構，他們都將「十二步驟信條」（12 steps and traditions）納入理念中，而且從文獻上也可發現歐美盛行的「自助團體」對成癮者的復原是很有效的。返回臺灣之後，我開始在成癮治療特別門診作了與一般門診不一樣的嘗試：

我要求病人要在下午一時四十五分前報到，先去接受尿液毒物檢驗，然後在下午二時開始一個小時的團體治療；如果有需要藥物治療的個案，則在團體結束後再看診。我發現這樣的運作，很有效果；成員在團體裡互相支持、鼓勵、分享戒毒經驗。也有不少家屬會陪同病人前來（他們很不放心病人自己來醫院，擔心途中出狀況），後來我也邀請家屬進到團體，坐在外圈，讓他們知道我們的團體是在討論「如何戒癮」，而不是「如何用毒」！

這樣的團體，每週一次，最多的時候，同時有二十幾位患者參加（還不包含家屬），持續了二年多，直到我離開草屯。

　　從這樣的經驗裡我發現：當人們面臨壓力時往往尋求有相同困擾的人，而在團體中，成員可以體會到自己不是孤單地面對著困擾與痛苦。團體的運作不只提供了認知層面的訊息傳遞，也經由與他人情感層面的交流、學習，強化成員的自我認同，更讓復原中的成癮者發展出正向與有意義的人際關係。我個人認為，團體對成癮者更重要的意義在於——團體提供成癮者適足的（good enough）環境，以促成有效的改變。

　　長期以來，我們希望將自助團體模式引進國內，但礙於社會文化與法律上的偏見及阻力，雖有酒癮自助團體在各地低調的運作，藥物成癮者自助團體一直難以推動。此外，也缺乏適合成癮者使用的指引。為了改善這樣的情況，李昭慧心理師帶著一群有心的心理師，在前年與去年協助新北市毒品危害防制中心成立戒毒無名團體和訓練；同時也在李昭慧心理師的召集下，完成了《十二步驟的療癒力：擺脫成癮，啟動轉化》的翻譯。這是一本給成癮者自助的參考書，也是幫助成癮者在靈性和情緒上得到成長的指引，值得推薦給所有從事成癮治療的專業人士、成癮者，以及關心成癮者的親友閱讀與學習。

　　二〇〇八年冬天，我前往澳洲雪梨，參訪了一所「治療性社區」（We Help Ourselves, WHOS），這個機構採用「十二步驟信條」的精神，強調同伴支持，鼓勵每位成癮者承擔自己復原的責任。他們也藉用類似這本書的手冊，協助成癮者反省、承諾、擬訂與執行個人戒癮計畫，進而在生活中規律地運用、實踐，並內化為個人信念。是的，這正是「我們幫助自己！」的具體展現。

# 互助自助，邁向康復之路

楊添圍（臺北市立聯合醫院松德院區院長）

　　新興毒品在青少年族群中肆虐、手機遊戲成為學生拒學的成因，而酒駕肇事成為全民公敵的時代，無論是大聲疾呼：成癮是種疾病，或者是強力呼籲投入更大的資源和努力，來協助各種酒癮、藥癮或者是行為成癮的受害者，似乎都可能不為群眾接納，遑論促成現實可行的政策。令人遺憾的是，這是由於臺灣社會還是常以為成癮是一種意志薄弱的表現、個人之惡習，或是社會病態的偏差行為，而非疾病。然而科學研究已證實成癮就像糖尿病、高血壓，是一種慢性疾病，且根據世界衛生組織所定義，成癮（addiction）是一種發生在大腦的慢性復發性疾病，與罹患其他生理身體疾病一樣，成癮者都應視為病人（註）。

　　成癮為疾病或醫療模式無法完全令人信服，或許，一部分來自於成癮的問題錯綜複雜，既涉及到社會因素所造成的環境變遷（例如，酒精使用的大幅成長）、新興毒品與生活型態改變，更涉及現代生活心理壓力，還有，成癮縱使是腦部疾病，仍有以簡單、便利的治療模式來抗衡或治療此類腦部疾病的需求，這時得仰賴生物、社會心理，甚至於靈性的介入，多管齊下才能得到顯著的成效。

　　然而，觀察精神醫學與成癮問題半世紀以來的演義就能更加明白，醫療模式固然是重要的一環，精神醫學對於成癮的生理機轉和其他社會心理因素，也有著更深入的理解。因此，許多協助或介入成癮

---

註：成癮（addiction），在醫學名詞上，稱為「物質相關及成癮障礙症」。過往曾稱為「物質依賴與物質濫用」，其中的物質包括所使用可影響精神作用之酒、藥與非法藥物等等。

問題的方式也同等地重要。由戒酒無名會發展出來的自助團體模式，更是經常使用且有效的社會心理介入方式之一，而戒酒無名會自助團體發展出來的十二步驟以及十二項傳統，也由戒除酒癮，推展到毒癮、藥癮以及新興發展的行為成癮問題。

本書並非戒酒無名會此一國際互助戒酒組織的官方書籍，而是眾多遵循類似概念的互助團體自我發展出來的自助模式；同時也是以三十週為期間，廣泛地處理成癮問題的自助手冊。如第一週起始就說明，本書是由一群稱為「康復之友」（Friends in Recovery）的復原者共同參與且發展而成，他們相信十二步驟是重要的治療工具，可以在生活中規律地運用。

作為一本自助指引，對於臺灣的讀者或是成癮患者來說，最大的文化差異可能來自於，不論是戒酒無名會，或者是其他使用類似原則的自助團體都會發現，基督教概念或者是單一神論的西方模式，在本土使用上，可能有水土不服，或者是需要進一步轉譯、轉化的過程。因此，書中多處說明其中的上帝或神，可以是自己信仰中的最高支配者，而不侷限於何種宗教。當然，這個互助模式是否可對個人發揮作用，其自身宗教或者是靈性的經驗與觀念，應該還是具有相當程度的決定性因素。

筆者認為，自助模式和醫療模式絕非互斥或涇渭分明的兩極。筆者服務的所在醫院，也常有病人進入臺灣戒酒無名會成為互助成員。且十二項傳統有匿名、自給自足不接受贊助等等原則，因此未曾影響醫院治療的進行；互助團體更一直是參與者背後強大的支持力量。另一方面，某些地區的類宗教戒癮組織還以高額的費用，作為提昇戒癮動機的門檻之事則時有所聞！這在堅持十二步驟與十二項傳統的互助團體間著實未曾聽聞。

「眼不見為淨」，仍然是眾多社會處理成癮問題的想像與偏執，

但卻忽視了隔離與監禁其實充滿著俯拾皆是的失敗例證。更有甚者，則是把許多人推向更嚴重犯罪的循環裡，讓他們無法再社會化。誠摯希望藉由《十二步驟的療癒力：擺脫成癮，啟動轉化》此類書籍的推廣，讓更多人接納成癮不是少數人的問題，它也很可能你、我的問題、家人的問題、朋友的問題，以及在此地生活的共同體的問題。也正因為如此，除了互相理解，互相同理，更可以藉由各種方式互相幫助，讓成癮者藉由各種協助、互助，成為康復的社會成員、成為我們的一份子。

參考書籍：《成不成癮，大有問題》（2009），陳喬琪，臺灣商務印書館。

# 十二步驟，推動臺灣藥癮治療的助力

諶立中（衛生福利部心理及口腔健康司司長）

　　這是一個變動的大時代，除了社會環境、經濟狀態及政治情勢有快速及劇烈的改變外，新興網路通訊科技則推陳出新；交通運輸、郵寄的方便性更是大為提昇。地球村時代的到來將大量的新興毒品引進台灣，娛樂用藥者也有年輕化的趨勢，毒品在社區濫用的樣貌逐漸有了變化。這波毒品使用種類的改變及年輕化的浪潮，也引起社會大眾的關注與憂慮。在總統及行政院的關注下，反毒防制上不論是預算或是人力都得到大量的資源，其中精神醫療及心理衛生專業人員的投入也備受期待。

　　在成癮醫療的挑戰日益險峻之際，衛生福利部自一〇七年起開始了為期三年，包含八大策略的「新世代反毒策略」計劃，其中包含了藥癮社區整合醫療的試辦，以及有計劃地提升國內毒癮戒治的量能及品質。藥癮社區整合醫療包含了藥癮者在康復歷程中所可能接觸到的各項資源的網絡建立，其中藥癮匿名自助團體（Narcotics Anonymous）則是國內目前較欠缺的部分。國外的藥癮自助團體多以十二步驟為執行主軸的各種團體為主；十二步驟的團體執行上除了有助提升自助團體帶領者的訓練品質外，更是藥癮治療專業人員的最佳指南。李昭慧臨床心理師在藥癮治療領域已有二十餘年的經驗，深知目前藥癮治療介入所需強化之處，因而召集臨床心理師團隊完成此書的翻譯。期許以十二步驟為主軸的團體介入方式也能開始於在地發展。此書的說明清晰且有利執行，相信出版後將能成為藥癮治療專業人員與藥癮康復者的最佳參考。本書同時也能裨益藥癮康復者回歸社會的支持團體之成立，更有助於周全藥癮社區的復健網絡。

# 以關懷與愛為出發點的十二步驟

李昭慧（臨床心理師）

自一九九六年開始，我便在美國一個州政府的藥癮治療中心以及醫院急性病房實習與工作，啟始了藥癮治療二十餘載的因緣。治療中心以十二步驟的原則以及認知行為治療為方式，作為療程的結構，內容涵括了早期復原與以預防復發為重點的焦點團體，藉以協助個案促進自我認識、人我關係，以及成癮是腦部疾病的認知。在此結構下浸泡學習，且參與個案評估收案、個別與團體及家庭治療、教育活動、AA/NA（戒酒／戒藥匿名會）、與法院及保險公司的互動、出院評估與安置，以及一個月二次的藥癮在職教育等，都不斷地塑造我形成以全人的方式協助藥癮個案的概念。

返台後，幸運地加入臺北市立療養院成癮防治科的工作行列，透過各項工作與會議的參與後，始對臺灣藥癮相關現況逐漸瞭解，其中包括透過春暉專案反毒列車及校園藥癮青少年的藥癮治療（將治療送進學校社區）、少年觀護所青少年有無繼續施用傾向評估與數年的監內團體治療，另加上本島與外島的法院藥癮少年心理治療等，更進一步地瞭解到孩子們在結構的會談與穩定的治療關係中，雖有了覺察與決定，但在其努力實踐改變的歷程中，仍欠缺支持，甚至仍生活在具有傷害性的家庭或支持資源與保護未能周全的社區環境中，這些因素都容易讓其在復原的路上因欠缺及時合宜的支持而頻頻跟蹌，也再一次地提醒著藥癮者復原庇護所／中途之家，以及社區自助團體的存在必要性。而自助團體進行的主軸則是十二步驟，國外並有以此為主要結構來進行治療的模式。十二步驟療程即以身體 - 心理 - 社會 - 靈性中的「靈性」成長步驟為主要核心，再結合其他三部分的探索與改變

的進行，達到全人照顧的目標。

近幾年國內藥癮政策的推行積極朝向「社區整合醫療模式」，結構式的藥癮治療人員訓練越發積極地被進行著。具有結構的治療模式（例如：階段式藥癮心理治療模式與實證式的藥癮治療模式（Matrix Intensive Outpatient Treatment））更是受到關注。此外，社區中自助團體的建立亦越顯其需要性，而有關十二步驟療程或有結構的十二步驟藥癮自助團體書籍相對較少，因此這幾年在訓練藥癮自助團體帶領專業人員，以及實際帶領第一批以結構性的內容帶領的藥癮自助團體時，便試著將這本已用在臨床上多年的書進行中譯並做為教材，觀察到參加的專業人員與藥癮復原的成員反應極佳，因而希望藉此譯書的出版分享給對十二步驟療程有興趣的藥癮治療相關工作人員、成癮者、正在經歷復原過程的成癮者與家屬，以及期待透過自我瞭解與自我整理成長的朋友們，作為實踐的基礎結構。

對於欲提升自我成長的朋友而言，此書的結構可提供一個新的思考方式，藉由使用書中的練習讓我們檢視自己的特質，釐清自我價值，並在各步驟的練習中邁向目標特質中的自我，藉以提升生活與人際互動品質，例如：避免持續／當成人孩童（Adult Children），或者共依存者（Co-dependents）等。對於藥癮復原者而言，此書是一個具體且系統化的工具書，可提供一個安全且容易上手的改變練習。對於藥癮醫療相關工作人員或監所等藥癮司法相關工作人員來說，此書亦可協助其帶領藥癮自助團體，同時培訓種籽帶領以十二步驟療程為基礎的藥癮治療團體。

**本書的主要特色有：**

書籍編排

● 內容條理清晰，容易閱讀。

步驟提示

● 每個步驟的第一頁提供協助瞭解、練習與步驟準備的訊息，方便讀者更容易上手。

團體互動的準備

● 提供具體且清楚的團體互動素材。

● 提供與每個步驟相應的提問，使團體在結構分明中進行。

關鍵概念

● 簡明地重述重要的主題以強化中心概念。

團體活動

● 提供包括藝術、角色扮演與遊戲的團體內容。

附錄

● 針對團體進行與成員間的互動，提供帶領者指南。


　　本書適合以十六週、三十週或一年的期間進行。在為期十六週的聚會中包含了準備週與常見行為特質各一週，步驟五後暫停一次（或者辦活動），最後一週是結束週；而三十週的聚會主要的不同是每個步驟執行二週，並於這段時間進行較多的討論；一年的聚會則有四週準備週、二週討論常見行為特質、每個步驟討論三週，步驟三、步驟五與步驟九後各休息一週或舉辦活動，最後二週做結尾，並預留五週的國定假日。在帶領團體前建議先行瞭解團體帶領者的角色定義與相關指引〔例如：建立團體指引（安全的環境、基礎的發言規則如：不評判、不中斷、不追根究底等）〕、參與者指引等。團體結束時，每位完成週數的成員均由團體帶領者頒予參與證書。

　　使用此書時，建議依照章節閱讀與執行練習。在瞭解各角色的定義與方式後，最初的四週旨在為十二步驟的進行做行前的準備，內容包括十二步驟的背景、內容與每個步驟的宗旨、了解步驟進行中預計

達到的「四種和平」目標，即「與上帝、與自己以及與他人間的和平」，和「持續維持這些和平」；其中還列舉了許多提問，讓參與者瞭解這旅程的方式，並為之做準備（第一週）。

　　本書的使用方式在第二週有具體的說明，包含了執行的步驟，與團體進行前需具備的「參與同意書」等。每一個執行步驟的開頭都是概述，包含：認識步驟、執行步驟、為步驟做準備以及禱文，之後是書寫作業。每週的聚會使用 15~20 分鐘的時間進行歡迎、禱告與閱讀，使用 10 分鐘的時間進行反映／自省與預備，35 分鐘的時間進行小團體分享，30~35 分鐘的時間進行大團體分享，10 分鐘的時間進行結尾。本書的教材著重在個人，但最常透過六人為限的「小組團體」（family group）形式來進行，所以當人數較多時須將大團體拆成幾個小團體進行，待小團體分享時間結束後，全體回歸大團體，再進行大團體分享。小團體人數以不超過十人，互動品質較佳。過程中需特別注意的是，分享時必須告訴小組成員我們在想什麼，回饋時則避免批判或為他人辯解。

　　在臨床的經驗上，較建議至少選擇三十週的版本進行，以透過穩定的方式協助團體成員有足夠時間熟悉每一個步驟與體會過程中的動力，並促進其在清晰具結構的帶領中，因持續薰陶而更能深刻體會自助團體的目的、方式，進而發展出互助的信任與自助的信心，裨益其復原的生命品質。

　　使用此書、翻譯此書、以之為訓練帶領者的教材以及審閱的過程中，我一遍遍地咀嚼、體會這群成癮復原者努力的歷程，並以其堅守「匿名者」度過復原生活的意志編撰此書的用心。十二步驟的終極目的「在世界中普及：以我們已經被喚醒的靈性，試著將這樣的訊息傳達給其他的成癮者，並在日常生活中練習這些步驟」已在我的心中深刻地烙印了。這些以關懷與愛為出發點的分享，希望藉由此中譯書

的出版，也傳達至每位讀者的心中，裨益自我成長並促進復原生命品質，也提供專業治療人員另一種與成癮復原者一起工作的不同體驗。

# 認識─十二步驟

　　這裡我們將介紹十二步驟最初的起源與十二步驟的目標。對於十二步驟有了初步的認識之後，接下來便能開始為十二步驟的旅程做準備。

# 十二步驟的歷史

戒酒匿名會起源於一九三五年六月十日，由威廉·威爾森（William Griffith Wilson）和羅勃·史密斯醫生（Dr. Robert Holbrook Smith）共同創立。一九三四年十二月，威爾森因飲酒過度被送去醫院治療，而醞釀出戒酒匿名會（Alcoholics Anonymous）的想法。在住院期間，一個靈性的經驗使威爾森去除了喝酒的想望。在接下來的幾個月，他試著說服其他酒癮者能用和他一樣的方式停止喝酒。威爾森找到了第一個信服他想法的人：史密斯，史密斯願意遵照威爾森提出的方法，擺脫酗酒的束縛。四年後，威爾森和史密斯發表了《戒酒匿名會》一書，其中包含十二個步驟和以靈性為基礎的康復計畫。

## 牛津團體（The Oxford Group）

戒酒匿名會計畫在威爾森一路發展的紀錄中，受到許多不同的人事物影響，其中，發起於英國的牛津團體運動及其在美國的領導人山姆·舒梅克（Samuel Moor Shoemaker, Jr.），對戒酒匿名會的基礎貢獻最著。威爾森和史密斯都參加了牛津團體的聚會，並以其架構做為戒酒匿名會的主要基礎。

一九二〇年代與一九三〇年代，牛津團體運動在一戰後的反宗教浪潮中成為宗教革新的解答。他們旨在促使因制度本位主義而萎靡的教會信仰重新振作，聲稱自己是個「有機體」而非一個「組織」。團體成員在家裡及旅館聚會，於用餐時間交流彼此的信仰。儘管不受制度的約束，這項運動無疑與基督教會有所聯結，並且以教會馬首是瞻。

布契曼醫生（Dr. Frank N. D. Buchman）公認是牛津運動的領導者。這個團體沒有組織儼然的官僚，取而代之的是依賴「臣服」於上帝旨意的男女來執行「上帝的管理」。布契曼強調需要臣服上帝以求得寬恕和引導，並向上帝及他人承認自己的罪過。為了協助他人改變，牛津團體的追隨者也要學習為犯下的過錯贖罪，並向他人傳揚自己生命的改變。

牛津團體的教誨建立在下列六個信念之上：
1. 人皆有罪。
2. 人可以被改變。
3. 坦承錯誤是改變的必要條件。
4. 改變後的靈魂可以直接觸及上帝。
5. 奇蹟的年代已復返。
6. 已然改變的人應該去改變其他人。（註1）
　　此外，威爾森還將牛津團體的五個步驟融入戒酒匿名會的理念中，五個步驟為：
1. 交給上帝。
2. 聆聽上帝的指示。
3. 遵循指引。
4. 補贖。
5. 分享懺悔及見證。（註2）

---

註1　原註1：Cantril, Hadley, *The Psychology of Social Movements* (Huntington, NY: Robert E. Kruger, 1941), pp. 147-148.

註2　原註2：Kurtz, Ernest, *Not God: A History of Alcoholics Anonymous* (Center City, MN: Hazelden Educational Materials, 1979), pp. 48-49.

## 十二步驟的發展

　　一九三五至三七年間，為了幫助更多酒癮者回復清醒的神智，史密斯和威爾森在紐約參加了由舒梅克主持的牛津團體聚會，威爾森在日後回憶時表示：「大部分戒酒匿名會十二步驟的想法都是從山姆·舒梅克身上吸收而來的，而這些步驟成為戒酒匿名會生活方式的核心。早期戒酒匿名會形成了自己的概念，包括自我檢討、承認性格中的缺陷、彌補過去造成的傷害，並且只與直接透過牛津團體以及他們在美國的前任領導者舒梅克所引介的人一同工作，沒有來自其他地方的人。」[註3]

## 戒酒匿名會的十二步驟

1. 我們承認無力抵抗酒精，以致生活變得無法掌控。
2. 開始相信有比我們自身更強大的力量，讓我們回復神智清醒。
3. 做出決定，將我們的意志和生命託付給**我們所認識的神**來照看。
   [註4]
4. 徹底而無懼地列出我們自己在道德上的優劣之處。
5. 對神、自己及所有人坦承我們錯誤行為的真正底蘊。
6. 做好萬全的準備，以便讓上帝清理性格中的缺陷。
7. 謙卑地懇求上帝去除我們的缺點。
8. 一一列出所有我們曾經傷害過的人，且願意彌補他們。
9. 只要有可能，便直接彌補曾經傷害過的人，除非這樣做會對他們或其他人造成傷害。

---

註3　原註3：*Alcoholics Anonymous Comes of Age* (New York: Alcoholics Anonymous World Services, Inc., 1957), p. 199.

註4　編註：此處的「神」（God），正如文中所說是「我們所認識的」（as we understood Him），不專指何種宗教的神明，任何宗教信仰的人皆可將自己的神代入。

10. 繼續列出個人的品行盤點，且當我們犯錯的時候，馬上認錯。

11. 透過禱告與沉思默想提升我們與**我們所認識的**神意識上的接觸，只祈求祂賜予我們知曉祂的旨意的智慧及將之付諸實踐的能力。

12. 貫徹這些步驟後，我們的靈性因而甦醒，接著我們要試著將這樣的訊息傳達給其他成癮者，並在日常生活一舉一動中皆實踐這些原則。

# 12 步驟的目標

| 目標 | 目的 | 步驟 |
|---|---|---|
| 與神和平相處 | **第一步驟**是關於認知我們的挫敗。 | * 我們承認無力抵抗成癮的影響,以致生活變得無法掌控。 |
| | **第二步驟**是關於信心在我們心中萌芽。 | * 開始相信有比我們自身更強大的力量,可以讓我們回復神智清醒的狀態。 |
| | **第三步驟**牽涉到讓神為我們作主的決定。 | * 做出決定,將我們的意志和生命託付給**我們所認識**的神照看。 |
| 與我們自己和平相處 | **第四步驟**是關於自我檢討。 | * 徹底而無懼地盤點列出我們自己在品性上的強弱之處。 |
| | **第五步驟**是訓練我們能夠認錯。 | * 對神、自己及任何人坦承我們錯誤行為的真正底蘊。 |
| | **第六步驟**是內在轉變的開始(也稱為悔改)。 | * 做好萬全的準備,以便讓神清理性格中的缺陷。 |
| | **第七步驟**是性格的轉變或淨化。 | * 謙卑地懇求神去除我們的缺點。 |

| 目標 | 目的 | 步驟 |
|---|---|---|
| 與他人和平相處 | 第八步驟是檢視我們的人際關係,並為彌補做準備。 | * 一一列出所有我們曾經傷害過的人,且願意彌補他們。 |
| | 第九步驟是彌補的原則。 | * 只要有可能,便直接彌補曾經傷害過的人,除非這樣做會對他們或其他人造成傷害。 |
| | 第十步驟是在復原之路上持續前進。 | * 持續個人的品行盤點,且當我們犯錯的時候,馬上認錯。 |
| 維持這份平和 | 第十一步驟是關於禱告與沉思默想的靈性訓練。 | * 透過禱告與沉思默想提升我們與我們所認識的神意識上的接觸,只祈求祂賜予我們知曉祂的旨意的智慧及將之付諸實踐的能力。 |
| | 第十二步驟是關於推廣分享。 | * 貫徹這些步驟後,我們的靈性因而甦醒,接著我們要試著將這樣的訊息傳遞給其他成癮者,並在日常生活一舉一動中皆實踐這些步驟。 |

# 第一週
# ──十二步驟帶給創傷者的訊息

　　十二步驟為重要的治療工具，能讓我們接收到神帶有療癒的愛。期盼十二
步驟的訊息能透夠過本書帶給所有受傷的人。

# 第一週

## 概要

　　這本書由我們一群復原者共同參與發展而成。我們相信十二步驟為重要的治療工具，若能在生活中規律地運用這些工具，必能讓我們接收到神帶有療癒的愛。我們的目的是將十二步驟的訊息帶給所有受傷的人。

　　這個修訂版本反映了每位貢獻者在靈性和情緒上的成長。其中也展現出他們執行個人計畫，並將十二步驟的原則運用在日常生活中的承諾。每位貢獻者的復原歷程，都奠基在與慈愛的崇高力量彼此聯繫的關係上。

　　這個工具的核心思想與假設認為，療癒是可能的。某種程度上來說，每個人都可以掙脫養育不當所帶來的傷害。這趟即將展開的旅程，目的便在於讓我們有機會體驗平靜且有所成就的生活。輕賤自己、焦慮和自卑的感覺將減少，靈性的力量與美德將取而代之。著眼於與崇高力量建立聯繫，改變了我們過度需求他人肯定的狀況。如此一來，我們的注意力便被引向嶄新且更加健康的生活方式。

　　戒酒匿名會的十二項傳統強調，匿名為個人復原的重要元素。作為「康復之友」（Friends in Recovery）的一員，我們選擇維持匿名以追求個人的成長。我們理解到，誠實面對自己以及信任崇高力量的重要性。我們的目的並不在提供這些教材本身，而是將這些教材當作與神、與他人以及與自己建立健康關係的手段。

**你的故事：你是為了什麼個人上的需求來參加此聚會或步驟學習？**

---

---

## 旅程的介紹

　　此書的修訂，來自作者群本身持續的成長，以及運用本書的讀者所給予的建議。由於他們樂意分享運用這些教材的經驗，修訂的版本才得以完成。寫作練習和團體技巧的改善，則是來自於使用本書的團體所給予的回饋。

　　此書為理解十二步驟靈性力量的個人指導手冊。這些教材適用於童年時期因養育環境不佳而受到負向影響的成人。造成這種不良環境的原因，通常是負責養育的成年照顧者有物質濫用、情緒問題或強迫行為的關係。十二步驟提供了一種方式，讓成長不再受問題家庭的有害影響。自一九三五年戒酒匿名會成立起，十二步驟已成為數百萬人用來改變生命路程的一種方式。

　　沒有任何宗教團體或組織贊助十二步驟康復計畫。儘管如此，使用此計畫的人會發現，這個計畫可以與他們原有的靈性信仰和諧共存。十二步驟不隸屬任何信仰，然而這個計畫幫助我們再次發現並更加深化自身內在的靈性。透過十二步驟，我們也更能了解靈性的重要。我們學會遵循崇高力量的指引來生活，明白空虛或絕望的感覺是因為我們忽略或拒絕與崇高力量聯結而產生的。

　　本書的基礎由十二步驟的進行所構成。這套步驟已經幫助無數人，從許多不同形式的上癮、衝動及強迫行為中獲得康復。這本書也是一個讓人記錄下康復過程的工具，整合了經過考驗的智慧以及實證

---

備忘：第一週聚會的內容安排，請參閱附錄一，第 300-303 頁。

有效的十二步驟原則。這些教材鼓勵自我了解，並強調依靠一個比我們自己更崇高的力量的重要性。

　　意向堅定地運用十二步驟時，它便能發揮強大力量，讓神可以療癒受損的情感。本書是一個靈性的工具，幫助我們重拾和諧及秩序，並透過更新與崇高力量的關係，引領我們改善健康與增添幸福。

**你的故事：描述你進行禱告、沉思默想或在寧靜時刻的狀態。**

_____

_____


　　十二步驟的康復歷程是一趟靈性的旅程。它領著我們逃離充滿混亂和悲痛的生活，進入一個和平與寧靜的地方——一次持續一天。許多改變可能而且即將降臨我們身上，但它們不會立即全部發生。這個過程需要時間與耐心。只有當我們臣服於與崇高力量的關係後，祂才能漸漸為我們的性格注入力量。

**你的故事：描述你目前的靈性狀況。**

_____

_____


　　我們可能有很多自我挫敗的習慣或行為需要修正。在檢視我們用不適當的方法與他人互動時，回想這些模式開始形成的方式，是很重要的。由於童年時期失序的環境，導致從中發展出來的行為在長大成人時施加破壞及攻擊，讓我們無法好好管理生活；而在情緒壓抑的家庭中成長，讓我們變得習慣否認自身的痛苦以及不舒服。我們多數人發現，必須停止感受並把所有一切封鎖在心裡。我們漸漸瞭解，表達

欲望和需求會遭受拒絕，而拒絕會激起強烈的匱乏感，並屢屢驅使我們過度使用能改變情緒的化學藥物。

**你的故事：回想一個童年時的傷痛經驗。**

_____

_____


　　在當前的處境下，我們可能不便任意表達自己的傷痛、害怕、怒氣或是需求。由於我們持續以童年的眼光來看待今日的處境，所以我們壓抑真正的感受。當我們公開表達自己的需求，就必須冒著被拒絕的風險。為了避免被拒絕，我們做出一些極端行為去補償被壓抑的感受。這些行為可能包含專注在人際關係或工作上，也可能透過超時工作、暴飲暴食、濫用毒品和酒精之類可以改變情緒的物質，來掩蓋自己真正的感受。

**你的故事：你用哪些行為來補償或掩蓋自己不舒服的感受？**

_____

_____


**這些行為如何影響你接下來的人生呢？**

_____

_____


　　在崇高力量的協助下實行這些步驟，使我們能夠認識許多自己負面或壓抑的天性。這個過程可以比喻為陽光和陰影。站在陽光下，我們會看到自己投射出的陰影。同樣地，當我們開始從事這些步驟，並

藉由崇高力量的標準和原則衡量自身，我們會看見自己的需求。這無法讓我們自動從過去行為的影響中解脫，但能幫助我們踏上改變以及痊癒的道路。

　　勤勉追尋崇高力量給我們的安排並實行書中的教導，可以使我們再次檢驗與神的關係。這個過程幫助我們發現新的道路，崇高的力量便能在其中增進我們日常生活的品質。我們學習無畏地直視我們忽略已久的「陰影」。有了崇高力量的幫忙，我們開始改變不想要的行為，像是奉承他人、壓抑憤怒、強迫念頭或是不恰當的性行為。

**你的故事：在自己的陰影中，你看到了什麼不想要的行為？**

_____

_____


　　在崇高力量的幫助下，十二步驟可以成為解除我們痛苦、填補我們空虛的工具，並讓神持續地降臨在我們的生命中。我們將感受到全新的活力、愛與喜悅。這個計畫讓我們以自己的步調、自己的方式來進行。憑藉著神的助力和計畫中其他人的支持，在這趟旅途上我們一次只邁開一步。除了一顆開放的心，我們別無需求。大部分的工作都由與我們一同進行的神承擔了。只要切實貫徹這些步驟，我們便會注意到自己的進步，無論是自我覺察、敏銳度、愛的能力或自由。靈性與情緒的成長會使我們感到驚訝。

　　神祝福你。

# 筆記

---

---

---

---

---

# 第二週—從現在開始獲得滋養、情緒及靈性福祉的康復

　　自第二週起，我們又多認識了十二步驟能帶來的幫助。透過本書的使用方法與步驟說明，我們逐漸能藉由十二步驟重新回顧自己過去的生命經驗，而與崇高力量建立關係。

# 第二週

## 啟程

這本練習手冊提供實用的方法，讓十二步驟成為康復的工具，並整合康復之路中持續進行的各個步驟。也幫助我們辨認和處理干擾生活的議題。只要認真地執行，我們將能獲得滋養身體、情緒及靈性福祉的康復。

假如你是十二步驟支持團體的新成員，使用其他資源來幫忙辨識與自己有關的議題，是很重要的。許多十二步驟計畫的匿名團體聚焦在人際關係、食物、性、酒精及毒品等議題。參與諸如酒癮者親友團體（Al-Anon）、小大人戒酒會（Adult Children of Alcoholics）或共依存匿名會（Co-dependents Anonymous），能拓展你對康復議題的理解，也能和其他有同樣困擾的人接觸。你會更了解跟自己有關的議題，並且可以有人跟你討論研習步驟時碰到的問題。我們鼓勵你額外閱讀一些與你的困擾有關的資料。這麼做能增加你的自我覺察，並讓你更有能力參與這項歷程。附錄的自助資源可以幫助你找到適合自己的計畫。圖書館或是電話簿裡「社會服務機構」或「危機介入」分類下，也都可以找到相關的資源。*（註）

**你的故事**：描述你過去或現在參與過的十二步驟支持團體或是康復團體。

---

*註　編註：此處相關資源的查找依國情不同而有差異。本書可參考附錄三的衛生福利部指定藥癮戒治機構。

雖然本書的教材著重在個人，但最常透過六人為限的「小組團體」（family group）形式來進行。團體中的成員並不是你的原生家庭成員，然而在復原歷程中相互支持，他們會變得如同真正的家人一樣。這些小組團體在部分的討論時間裡一起合作，然後在最後的共同分享時段裡和其他小組團體聚集在一起。

　　在混亂家庭中長大的人常有身處孤島的感覺，而參與工作坊是打破孤絕感的重要步驟。這個過程中很重要的一部分，是能在「小組團體」中感到安全。以這些步驟當作主要的工具，並搭配小組團體的支持，讓我們有可能宣洩出長期壓抑的羞愧、怒氣以及悲傷。這個歷程包含從過往解脫並且釋懷。如此一來，實行十二步驟所帶來的「一次維持一天」的寧靜與和平，才有餘裕發生。

　　就像原文書名提及的，十二步驟是「解決之道」（A Way Out）。它可以做為脫離自我毀滅行為的出口，也可以當作學習新行為的實驗室，讓我們有機會可以體驗情感、直言無隱地交談、一次享受一天美好人生，以及培養健康的關係。團體工作可以是一種有力和轉變的過程。當團體成員間培養出友誼，寂寞感就會消失。個人可以透過給予以及接受撫慰與支持，學習與其他人親近。在聚會外彼此聯絡，是工作坊過程中一個非常重要的成分。請在固定聚會以外的時間，利用電話或其他聯絡方式互相聯誼、彼此扶助吧。

　　在小組團體中建立的關係，能帶來許多益處與報酬。置身在人數不多的小組團體裡所產生的氛圍，可以發展出健康的家庭溝通方式。這是一個可以讓人學會信任的安全環境。小型小組團體能提供一個良

備忘：第二週聚會的內容安排，請參閱附錄，第 304-306 頁。

好的分享空間，家庭祕密在這裡不需要再隱藏起來，包含著愛的自我教養（self-parenting）過程也可以於此展開。

**你的故事：你需要什麼才能在支持團體中感到安全？**

_____

_____

　　只要有機會，請與你信賴的人分享你洞察到的心得。與信賴的人分享你的發現，能在康復旅程中帶來奇蹟。團體中的領導者對於步驟非常熟悉，而他們的洞察力和經驗是無價之寶。你將與小組團體中其他能提供支持與鼓勵的成員一起合作。當你在這趟旅程中與他人分享並建立新的關係時，你要知道他們不是來給你建議或是糾正你的。最終的療癒將來自發展你與崇高力量的關係。

　　工作坊期間，各式各樣的議題會浮現出來。也許小組團體內的問題會引起衝突，這些衝突通常不需要團體有所變動就可以解決。每一個小組團體裡的衝突，通常映現出原生家庭的角色和反應。在工作坊期間保持團體原封不動，可以讓參與者解決他們之間的衝突、促進成長與強化小組團體內的連結。

　　當參與者臣服於神的指引，問題便能以更有建設性的方式予以解決。我們時常會憑藉熟悉的行為方式來應對，根據我們的背景展現出照顧者、縱容者或是取悅者的行為。這通常是因為我們沒有能力面對不恰當的、造成傷害的或是自我挫敗的行為。於是我們反而容易過份和善地彼此對待。為了維持一個安全的環境，通常不會過度質問成員，要求他們改變舊有的行為模式。但是，直率的回饋是相當重要的。當我們分享與眼前議題相關的個人經驗時，彼此交流是最有幫助的。

由於我們早年經歷了負向對待，許多不適當的行為對我們來說可能很正常（例如：怨恨、貪婪、性虐待、不誠實、暴飲暴食、忌妒、懶惰）。負面感受也可能被視為是正常的（例如：自憐、悲傷、沒有安全感、憂慮、害怕被拒絕、害怕被拋棄）。當我們依循這些步驟前行時，將會改變把負面感受或行為視為正常的習慣。藉由提高自我價值與自尊，我們將經驗到所有面向的成長。因此，真誠的感覺和想法需要加以讚賞以及鼓勵。這樣一來，才有可能在沮喪和愁苦阻礙團體進展之前，便揭露其端倪。

**你的故事：**參與這個團體時，你最害怕哪些行為呢？不管是你自己或別人的行為（例如：憤怒、孤立、競爭、控制等）。

## 使用本書

　　每一個步驟的開頭都是概述，包含：**認識步驟、執行步驟、為步驟做準備**以及**禱文**。接下來，進入書寫作業單元，在一段有關該步驟的描述之後，便是**個人省思**段落。在回答羅列出來的問題前，請仔細閱讀該步驟的描述和個人省思段落。有不清楚的地方可以註記下來，必要的話可以尋求協助。假如你覺得某個問題不適用你的狀況，可以不必作答。請記得，這是你自己的書，你有權利用對你有助益的方式去使用它。

　　每個步驟的最後是「**關鍵概念**」單元，用意是幫助你回憶每一個步驟的重要概念。許多關鍵概念都環繞著每個步驟中的重要內容。

　　在這個版本中，原本放在附錄裡的每週書寫作業被併入每一步驟各自的章節裡。每個步驟所要進行的工作便是焦點所在，也是要分

享的內容。每週聚會的內容安排放在附錄一。**寧靜禱文、康復里程碑、十二步驟**以及**常見行為特質**放在附錄三。為了協助團體進行，我們增加了「**小組團體分享**」的單元，這個部分提供了可以促進團體互動的特定問題。

在建議之下加入的「**團體活動**」單元，目的是提供團體練習的點子，藉此說明或強調每個步驟的重要面向，並增添一些趣味。有些活動充滿靈性，有些是關係取向，有些針對情緒，還有一些則是與身體有關的。這個單元也希望能讓團體經驗更加生動活潑，同時有助於團體的維繫。

依循這些步驟前行時，要找出適合自己的步調，並盡可能完成每一個步驟。假如第一、二、三個步驟對你來說似乎難以負荷，請不要覺得沮喪——這對一個初次嘗試十二步驟的人來說是很常見的反應。完成這三個步驟，是進行這項計畫的基礎。允許自己有足夠的時間去思考那些問題與作業。每天做一點，這可能會花上幾天、一整個禮拜或是更長的時間。要對自己有耐心。讓自己有足夠的時間去消化每一個問題的內容，並細細思索其中的意義。缺乏耐心將會大大減損你獲得的效用。

本書教材提供的架構，讓我們可以用愛和勇氣，重新回顧自己過去的生命經驗。我們會了解，其實我們對自己所知甚少。我們與崇高力量建立的關係愈深，揭露在我們眼前的就愈多。慢慢地，我們將被賦予力量，能夠放下過去並建立新生活。假如我們規律地照著這些步驟前行，並持續改善我們與崇高力量的關係，我們的生活就可以不再那麼複雜。當我們這麼做，生活便能蒙受持續留駐的和平與寧靜所祝福。

## 執行步驟

執行步驟只能由我們自己來做。任何人試圖為我們代勞或替我們尋找答案，只會阻礙我們自己的康復，並限制了我們變得茁壯的能力。

執行步驟的過程可以比喻為毛毛蟲蛻變成蝴蝶的歷程。毛毛蟲不清楚自己將變成蝴蝶；在繭裡每一部分的死亡和重生都是必經的過程。

有個故事是這麼說的，有個人在自家庭院的灌木叢上發現一個繭。當他把繭從灌木叢拿起來要丟棄時，注意到繭的一端有一個開口，一隻蝴蝶正掙扎著要爬出來。為了幫助新生的蝴蝶，他把繭拿到室內並小心地用剃刀把繭割開。蝴蝶有氣無力地從割開的繭爬出來，幾個小時後便死了。對蝴蝶來說，掙扎著獲得自由才能讓牠得到在繭外世界存活的力量。

## 參與同意書

**參與同意書**能建立個人對工作坊的承諾。接受與否是你的選擇。然而，每個人對工作過程與團體合作的承諾將決定個人的成功程度如何。

在第四週時，每個小組團體成員都必須簽下自己書上的**參與同意書**。接著我們來預先瀏覽一下同意書，每一則聲明都有簡要的闡釋並說明其重要性。

**我同意全程參與小組團體一起進行十二步驟。我將會：在此團體進行期間，將此工作坊視為生活中的優先事項。**

● 視工作坊為優先事項，是指我們要預先規劃行事曆，以避免和其他事件或活動撞期。這也表示要努力安排時間和精力，以因應步驟學

習過程的需求。

**全心全意參與團體的工作、討論、活動、功課以及方案。**

● 全心參與小組團體需要具備鄭重的態度和真誠的承諾。半吊子的心態會損害自己的康復效果，也會影響到團體的總體成效。

**在聚會中分享我的經驗、力量與盼望。**

● 任何的十二步驟之計畫最根本的力量，是成員間彼此分享自身的經驗、力量以及盼望。和他人分享我們的故事時，我們便是讓他們聽取我們的經驗，從我們的錯誤中學習，同理我們的奮鬥，分享我們的盼望，以及產生一體感和歸屬感。

**為盡可能徹底研究這些步驟，要額外安排時間執行步驟、閱讀其他資料、參與其他十二步驟團體，並和其他更有經驗的成員討論這些步驟。**

● 我們無法僅靠一次團體討論或工作坊的經驗就全盤了解十二步驟。我們需要接觸更多樣化的資源。

**在每週的聚會之外與小組成員保持聯繫，藉以培養從聚會中發展出的夥伴情誼、交流與支持。**

● 我們許多人因為原生家庭出了問題，所以跟自己的小組團體成員建立健康並能帶來成長的關係，是相當重要的。我們不可能僅靠自己復原，而透過持續聯繫才能讓彼此的關係深厚。我們需要其他人的幫助，來打破對我們生命造成影響的否定與孤獨。

成為個別小組成員的支援，給予他們抱持尊重的關注、情緒的支撐以及靈性上的夥伴關係。

● 與小組成員互動時的良好規範，便是那條黃金準則：你希望如何被對待，就那樣對待別人。當其他人在聚會中發言，我們應該保持專注，不分心；當他們受到傷害，我們應該給予支持與撫慰；我們應該隨時給予夥伴們靈性上的陪伴。

對任何事都盡可能坦誠，特別是關於我正在了解的自己 —— 無論過往或當下。

● 因為否認是所有康復中的人所要面對的一個常見問題，所以我們需要承諾誠實。我們都想得到他人的尊重以及認可，但在小組團體中，我們應該努力對關於自己的事誠實，少去在意自己的形象。

表達我對於自己、我的小組團體和成員、我的康復，以及我與崇高力量的關係等的感受。

● 感受是需要表達出來的，而小組團體是可以放心表達的安全場所。這個機會不僅可以談論個人的感受，也可以談論對於其他小組團體成員的感受。舉例來說，如果我們對某人在聚會中說話太大聲或出言藝瀆而感到不舒服，便應該在團體中表達自己的感受。

接納任何因為進行十二步驟所可能經驗到的不舒服，或是令人不安的行為改變。

● 實行十二步驟不是一件容易的事。臣服於崇高的力量、自我檢討、承認自己的錯誤、贖罪以及其他十二步驟的作為，都代表著重大的生命轉變，這些改變都可能使我們覺得不舒服。我們對康復的承諾也包含願意接受過程中的不適。

謙卑地順從復原過程。

● 自大以及性格缺陷可能導致我們想過度控制復原過程中的每個面向。假如允許這種行為發生，將會阻礙自己的復原，同時也會損害小組團體的和諧。因此，謙虛是必要的。我們應該謙虛地順從十二步驟的原則和過程，並遵守為團體設立的基本規則。

謹記崇高力量是愛我的，並且期待我成功，而我的最終目標是體會崇高力量在我生命中的意向。

● 十二步驟無法脫離崇高力量而有效運作。真正的療癒始於我們將自己的意志和生命交付給崇高力量，但除非我們堅信崇高力量愛我們且期待我們成功，否則我們無法將自己交付出去。

禱告、沉思，並每天實行前三個步驟。

● 因為十二步驟是一個靈性的過程，我們必須承諾持續透過禱告和沉思與神保持聯繫。也必須承諾每天實行前三個步驟中的臣服過程，藉此我們承認我們需要並信靠神的能力。

# 參與同意書

我＿＿＿＿＿＿＿＿，同意全心參與我的小組團體，致力於十二步驟。據此協議，我願意：

☐ 在此團體進行期間，將此工作坊視為生活中的優先事項。

☐ 全心全意參與團體的工作、討論、活動、功課以及方案。

☐ 在聚會中分享我的經驗、力量與盼望。

☐ 為盡可能徹底研究這些步驟，要額外安排時間實行步驟、閱讀其他資料、參與其他十二步驟團體，並和其他更有經驗的成員討論這些步驟。

☐ 在每週的聚會之外與小組成員保持聯繫，藉以培養從聚會中發展出的夥伴情誼、交流與支持。

☐ 成為個別小組成員的支援，給予他們抱持尊重的關注、情緒的支撐以及靈性上的夥伴關係。

☐ 對任何事都盡可能坦誠，特別是關於我正在了解的自己——無論過往或當下。

☐ 表達我對於自己、我的小組團體和成員、我的康復，以及我與崇高力量的關係等的感受。

☐ 接納任何因為進行十二步驟所可能經驗到的不舒服，或是令人不安的行為改變。

☐ 謙卑地順從康復過程。

☐ 謹記崇高力量是愛我的，並且期待我成功，而我的最終目標是體會崇高力量在我生命中的意向。

☐ 禱告、沉思，並每天實行前三個步驟。

參與者簽名＿＿＿＿＿＿＿＿＿＿　　見證者（小組團體成員）簽名

日期　　＿＿＿＿＿＿＿＿＿＿＿　＿＿＿＿＿＿＿＿＿＿＿

＿＿＿＿＿＿＿＿＿＿＿＿＿＿＿＿＿＿＿＿＿＿＿＿＿＿＿

＿＿＿＿＿＿＿＿＿＿＿＿＿＿＿＿＿＿＿＿＿＿＿＿＿＿＿

# 第三週─小組團體間良好的溝通與支持，是有效完成此計畫的基礎

　　小組團體是執行十二步驟最重要的元素。寫下執行步驟的歷程並予以分享，攸關我們如何重新定義對自己的認識與了解。

# 第三週

## 支持與互助

　　小組團體之間良好的溝通與支持，是有效完成此計畫的基礎。寫下執行步驟的歷程並予以分享，攸關我們如何重新定義對自己的認識與了解。透過與小組團體分享我們的康復故事，可以揭露出我們對於自己和他人的態度是如何建基在不正確的訊息之上。我們從一些人身上學習到這些資訊，這些人包括我們的父母、兄弟姊妹和其他親戚，他們不知道，也許也不在意自身真正的價值和重要性，或是他人的美好。

　　與小組團體共處時，我們可以放開心胸並展現脆弱的一面。因為我們聚在一起是為了獲得支持並分享自己的歷程，因此打造一個讓所有人感到安全的環境是這過程中非常重要的部分。我們將會發現過去的恐懼和怨恨，這有助於我們打破把傷害與成癮行為傳遞到下一代的惡性循環。假如我們遲遲不願負起康復和改變的責任，孩子在他們的生命中可能就得面對自我挫敗的行為。

　　在每週的聚會之外與小組團體成員保持聯繫，是很有挑戰性的。我們可能不習慣與認真主動提升生命品質的人相處。和小組成員分享，讓我們有機會體驗帶來支持的人際關係。透過每週的聚會以及聚會外的彼此聯絡，我們得以結識新的「康復之友」。

**你的故事：**回想過去你曾有過的支持關係。描述一個那段支持關係中的重要部分。

分享時，必須告訴小組成員我們在想什麼。他們並沒有讀心術，但假如他們沒有回應我們的困難，我們可能會感到不滿或是生氣。雖然我們對於分享可能感到猶豫，但這是一個讓自己重新建立信任的機會。藉由坦率分享，我們可以發現存在於自己內心和腦海中的東西。而不斷思索自己的感受與想法，常常是透過與他人交流而發生的。透過分享的過程，許多意料之外的改變將會發生。我們會有勇氣屏除探索的恐懼。尋求並接受他人的支持，讓我們有力量能夠放下過去，建立嶄新的生活。

　　在寫下並分享書中給予的課題時，我們的故事或許還是自己以往已經訴說過的內容。重點在於，這個分享要以新的眼光去看待自己過往的行為，而不是一再重複那些夢想破碎的不快樂細節與痛苦的孩提經驗。假如時常重述自己的故事，而且述說得引人關注，我們可能會發現這些故事越來越誇張。我們必須檢視自己重述過去那些動人情節的動機。是因為我們覺得自己像個受害者嗎？我們是在指責他人或尋找藉口嗎？我們是在合理化當前的問題嗎？還是我們沉溺在過去的痛苦中，並重新填滿舊有的怨恨？康復的一部分在於放下以前的行為。這意味著我們要花時間仔細地聆聽自己分享的內容，並要求小組成員誠實地回饋。假如我們講述的內容對康復沒有幫助，就沒有理由分享出來。

　　我們有些人從未克服展露真實感受的恐懼。我們會表示沒什麼可說，藉此將這份恐懼合理化。這不是正確的做法，因為人際關係的品質取決於我們是否誠實分享。我們每一個人都必須在小組團體中學習如何與他人自在地相處。藉由坦率分享並允許自己顯露脆弱的一面，我們展現出對小組團體的信任。沒有什麼比展露真實的自己更能讓我

備忘：第三週聚會內容安排，請見附錄一，第307-309頁。

們被理解、被治癒與被愛。

　　這個學習幫助我們成為其他開始處理過往創傷之人的良師益友。我們可以在這個工作坊和其他時空，向他人展示我們從自身學到的一切。與他人分享自身的經驗、力量與盼望，能激勵他們成長。於此同時，我們也鼓勵他人找到他們期待的喜樂。

　　在準備好給予指引之前，我們先做好跟隨的角色。我們向其他人學習，看那些原則與練習如何對他們產生正向與健康的經驗。只要持續承諾願意治癒性格上的缺失，我們將會發現其他人向我們尋求安慰、指引與智慧。

　　對許多人而言，參與這個工作坊會讓我們想要改善原生家庭成員間的關係。這是因為在健全的家庭中扮演給予關愛的成員角色，是我們每個人的深刻需求。我們也許可以在原生家庭中達到這個目的，或是找到對我們懷有愛的其他小組團體，不管彼此之間有無血緣關係。這個康復過程是一個機會，讓我們理解我們仍然可以從其他地方補足原生家庭缺少的愛。

**你的故事：描述你目前和原生家庭的關係。**

_____

_____

## 與康復夥伴合作

　　他人的關心、支持與回饋，對康復來說是不可或缺的。為了獲得這些協助，可以與一位「康復夥伴」合作。康復夥伴是我們可以信任的人，他能幫助我們察覺我們如何受到否認所蒙蔽，以致無法認清真實的自己。與康復夥伴合作，讓我們能更輕易辨認出我們的恐懼、怨恨、自我挫敗與成癮的行為。

和康復夥伴討論是一對一的互動關係，不會有團體聚會中因他人而分心的狀況。這是曾受過背叛的人重建信任的機會。透過和康復夥伴私下溝通，我們有機會發展對彼此的信任。我們可以向另一個人坦露自己，但不用像在團體情境中那樣害怕其他人的反應。這樣的互動能夠突破障礙，讓人們學會信任他人，且願意坦誠分享自己的生命經驗。

## 選擇康復夥伴

康復夥伴就像是導師或是贊助者。他是個榜樣，示範了如何透過崇高力量的愛與十二步驟的智慧而擁有更好的生活品質。這個夥伴需要具備你所珍視且敬重的特質。這些特質包含：

- 相信一個崇高力量，並樂意分享與崇高力量有關的經驗。
- 真誠且誠實地分享個人的康復故事，以及十二步驟在生活中發揮作用的經過。
- 願意透過傾聽與誠實的回饋提供支持與鼓勵，而不試圖強迫改變。
- 能夠直面困難的議題，且能要求你負起責任信守承諾。
- 對任何事情都能坦率討論，即使是敏感的議題，像是性虐待、暴力或是其他嚴重創傷引發的主題。

**你希望康復夥伴還有哪些特質？**

_____

_____


在選擇康復夥伴時，選擇有以下特質的人是明智之舉：

- 擁有共同的興趣和經驗，並且康復狀況良好。
- 了解並同理成癮、強迫或傷害行為。

- 擁有耐心和熱情，願意專注地傾聽，給予建議而不是自以為是的勸告。
- 在必要時能夠花時間和你相處。
- 性別相同，且能用不具威脅的方式碰觸個人議題。

你還想加上哪些特質？

_____

_____

選擇康復夥伴時可能會出現一些難題，比如：

- **害怕被拒絕怎麼辦呢？** 當我們邀請某人成為康復夥伴時，就需要處理害怕被拒絕的議題。這個計畫鼓勵徹底的誠實，所以我們應該就從這裡開始，誠實告知對方自己在邀請過程裡任何不舒服的感覺。我們應該讓對方有選擇的自由，然後相信崇高力量自有安排，放下對結果的糾結。
- **受邀成為康復夥伴，但你不願意，該怎麼辦？** 這個計畫幫助我們建立自我的界限。這個界限包含我們如何運用時間、表達感受與進入新的關係。知道何時該說「謝謝你的邀請，但這對我來說並不適合」，正是設定界限的一部分。設定界限可以是我們用來使生活變得單純的重要步驟，而且不需要給予任何的解釋。
- **該怎麼結束康復夥伴關係？** 在學習何時應該選擇更恰當的支持時，結束一段康復夥伴關係也是其中一部分課題。這也提醒我們，沒有人可以永遠符合康復夥伴的需求。個人成長是這過程中自然而然的一部分。即便如此，我們仍然可以維持良好的友誼。

尋找或與康復夥伴合作時，你最害怕的事什麼？

_____

_____


## 康復夥伴的好處

與康復夥伴合作會帶來許多好處。其中包括：

● 夥伴關係承擔的是不具威脅意味的連帶責任。例如，夥伴之一為了克制有害的習慣，同意打電話給另一方尋求支持、為自己祈禱。

● 每次見面時，夥伴會專注在彼此的需求上。坦率地分享想法和感受，有助於釐清困難中的需求為何。這能幫助個人掙脫過去的束縛。專注指的是帶著切合實際的期待，誠實地活在當下。

● 夥伴彼此鼓勵，從身、心、靈缺損的狀態進展到圓滿的生命。不健康的習性出現轉變時，感到不舒服是很正常的。健康行為是遵循崇高力量的意志所帶來的結果。

● 藉由敏銳地察覺個人的和關係中的需求，夥伴能彼此幫助。當夥伴開誠布公地分享自身的過錯，真誠、信任和療癒自然會發生。只注意特定行為而忽略了分享的內容或分享的時刻本身的價值，就本末倒置了。

你最想從康復夥伴身上得到什麼？

_____

_____


## 相互協議

　　與康復夥伴建立關係的重點之一，是商量彼此想要怎樣的互動，並取得共識。這個協議包含彼此的期待及協議的效期。時間可以用來

評估這段關係的品質。對於關係或協議可能如何結束取得一致的共識，是一件有幫助的事情。接下來，我們來預先簡單地解釋一下同意書中的事項，並說明其重要性。

**專注在十二步驟上，把它當成促進與崇高力量及他人關係的工具。**

● 當一個人停止進行十二步驟時，給予鼓勵和面質有時是需要的。假如夥伴沒空或無法回答問題，試著尋找其他十二步驟的同伴，透過了解他們如何在康復中使用這些課程來幫助自己。將個人觀點強加在康復夥伴身上是不適當的，特別是關於他與神的關係。

**準備好接聽電話或面對面聚會。**

● 成功康復的要件，是許下承諾並切實遵守。許下承諾願意挪出時間陪伴，對你來說可能很陌生，但這是過程中重要的一部分。有人願意挪出時間提供支持和鼓勵時，療癒和改變會變得更容易。

**與康復夥伴分享真實的感受。**

● 在分享感受時，絕對誠實非常重要。夥伴間開誠布公，才能對療癒有所助益。感受需要被承認並予以適當表達，且不加以是非論斷。選擇性揭露可能造成夥伴間的猜忌。

**分享時避免冗長的闡述。**

● 分享不是透過冗長或戲劇化的個人故事來呈現。參考筆記或手冊書寫作業內容，可以將焦點集中在要分享的主題，並有助於避免過度分析。

**完成每週的家庭作業。**

● 夥伴可以互相支持、鼓勵完成家庭作業。互相分享完成的書寫作業，通常有助於釐清問題和獲得不同觀點。

**每天最少花十五分鐘禱告和沉思默想，包含特別給康復夥伴的禱告。**

● 禱告是在向神說話，沉思默想是在聆聽神。花時間禱告與沉思默想是康復過程中重要的一部分。十二步驟是個靈性計畫，奠基在尋求認識崇高力量的意志以及體會實現其意志的指引。

**尊重保密原則並避免傳播閒話。**

● 這個計畫建立在信任之上。某些人可能會害怕他人說閒話而無法誠實坦露生命中的痛苦。除非能相信夥伴間分享的私事會獲得保密，否則療癒將會受阻。

**接受不舒服是療癒過程的一部分，並願意去談論它。**

● 回憶特定事件或受傷的感覺，可能會讓某些聚會變得痛苦。在我們面對讓人不舒服的痛苦議題時，有個康復夥伴能給我們安慰和支持是很重要的。最好的方法是承認不舒服並處理它。康復夥伴能幫助我們正視這個議題，而非使用舊有的方法因應。

**藉由專心聆聽和提供建設性的回饋來彼此支持。**

● 專心聆聽和提供回饋使我們能探索不同選項與可能的行動方案。這可以強化個人做出健康選擇的能力，以帶來好的結果。但記得不要把回饋和不請自來的勸告混為一談。

避免讓分享變成靈性課程或理智探討。

● 夥伴不是彼此的靈性導師，也非提供建議的專業人士。這些專業領域的建議較適合由專家處理。夥伴彼此分享的是經驗、力量和盼望。在靈性層面，康復夥伴分享的是崇高力量如何對自己的生活發揮作用，但不應過度專注於靈性層面，以致未能活在當下，一次持續一天。

# 康復夥伴同意書

我，_____，同意和_____簽訂康復夥伴同意書，藉此獲得支持和承擔責任，讓我能夠處理那些阻礙我達到神給我的最佳安排的行為。我要克服無效的行為模式而獲得康復，如此我才能與崇高力量、與自己以及與他人有更完整的連結。

我將會真誠努力地：

☐ 專注在十二步驟上，把它當成促進與崇高力量及他人關係的工具。
☐ 準備好接聽電話或面對面聚會。
☐ 與康復夥伴分享真實的感受。
☐ 分享時避免冗長的闡述。
☐ 完成每週的家庭作業。
☐ 每天最少花十五分鐘禱告和沉思默想，包含特別給康復夥伴的禱告。
☐ 尊重保密原則並避免傳播閒話。
☐ 接受不舒服是療癒過程的一部分，並願意去談論它。
☐ 藉由專心聆聽和提供建設性的回饋來彼此支持。
☐ 避免讓分享變成靈性課程或理智探討。

同意書效期從_____到_____。

除了每週例行的聚會外，我們同意_____（每週、每月等等）見面，並花時間檢視這段關係的進展與適當性。假如有任一方認為這段關係不符合自己的康復需求，這份同意書可以在通知另一位夥伴後結束。

簽名_____
夥伴_____

# 第四週—辨認問題行為特質

　　本週所列的內容可協助我們辨認問題行為特質會呈現在生活中的哪些方面，並提供範例協助了解自己的某些想法、感覺和行為。

# 第四週

## 常見行為特質

　　在有困擾的家庭中長大的人，常有一些共同的行為特質，當主要照顧者有物質依賴或情緒壓抑的狀況時，更是如此。這些行為顯露出潛在的失序結構，對相關的一切都會造成傷害。雖然一般人也常出現這類行為，但來自困擾家庭的人有更高的機率出現這些特質。

1. **低自尊使我們苛刻地評價自己與他人。我們用以下的方式掩飾或補償這個狀況：追求完美、替他人承擔責任、試圖控制無法預期的事、不如己意時生氣，或者在背後抱怨而非面對問題。**
   例如：
   ● 我常有意地談論家人和家族。我常把他們所有的缺點和過錯說給別人聽。
   ● 獨自面對自己內心時，我往往會譴責自己。有時我覺得自己愚笨、不夠好、醜陋或者一文不值。
   ● 我不覺得自己重要。我努力幫助別人，希望他們可以注意到我。
   ● 我會抱怨那些讓我覺得自己無能的人，並且說他們的閒話。

   我以_____彌補我的低自尊。

---

備忘：第四週聚會內容安排，請見附錄一，第 309-311 頁。

2. 我們常孤立自己，跟他人待在一起時常覺得不自在，尤其是面
   對具有權威的人時。例如：

● 我喜歡在職場上當個隱形人，不想讓老闆注意到我。

● 在大多數的談話場合裡感到不自在，尤其焦點集中在我身上時。

● 在權威人士面前，我很難表現自己。

● 我常自己一個人，因為那樣比和他人相處容易多了。

我以＿＿＿＿＿＿＿＿＿＿＿＿＿＿＿＿＿＿＿來孤立自己。

當我與權威人士一起時，我通常＿＿＿＿＿＿＿＿＿＿＿＿＿。

3. 我們尋求他人認可，並且會使出渾身解數使別人喜歡我們。我
   們極度死忠，即使事實證明不值得忠誠相待。例如：

● 我在別人要求前就主動幫忙。

● 我擔心別人怎麼看待我和議論我。當我靠近時別人停止交談，我就
  會假設他們在談論我。

● 即使我可能不喜歡我的老闆或朋友，我還是很忠誠，因為我害怕被
  排擠。

● 我覺得很難承認我來自一個有困擾的家庭。承認我的父母不完美會
  讓我感到罪惡。

我用來尋求家人或朋友認可的方式包括了：＿＿＿＿＿＿＿＿＿＿

＿＿＿＿＿＿＿＿＿＿＿＿＿＿＿＿＿＿＿＿＿＿＿＿＿＿＿＿。

我懷疑我對＿＿＿＿＿的忠誠是不合宜的，因為＿＿＿＿＿＿＿

＿＿＿＿＿＿＿＿＿＿＿＿＿＿＿＿＿＿＿＿＿＿＿＿＿＿＿＿。

4. 我們害怕生氣的人以及針對個人的批評。這讓我們感到焦慮並且變得過度敏感。例如：

● 我覺得自己根本聽不得嚴苛或是批評的言論。

● 有強烈主張的人和我談話時，我極少說出自己真實的感受，反而會說些我覺得對方想聽的話。

● 憤怒和固執己見的人威脅到我的寧靜時，我會暗暗心懷報復的念頭。

● 有人指出我工作上的問題或錯誤時，我會感到恐慌。


對生氣的人感到害怕的最早記憶是_____
_____。

我以_____方式回應針對個人的
批評。


5. 我們習慣性地選擇和不表露情緒、有成癮特質的人交往。我們通常較少被健康、有愛心的人吸引。例如：

● 我和一個缺乏同情心的人交往。我覺得我的困難並不重要。

● 生活常出現危機。我不知道正常生活是什麼樣子。

● 生活中的待辦事項似乎是由別人而非我自己來安排。

● 有時候我覺得自己有理由可以「屈服」於誘惑，特別是在我為別人受苦、付出這麼多之後。


我生命中具有成癮或強迫性格的人（例如：酒癮患者、工作狂、賭徒、暴飲暴食、宗教狂熱份子、完美主義者）是_____
_____。

我接受到最多滋養和支持的人際關係是_____。

6. 我們活得像個受害者，並且在愛情和友情關係中被其他受害者所吸引。我們混淆了愛與同情，並且往往會去「愛」我們施予同情和拯救的人。例如：

● 我似乎會受到不公平的待遇，並且我同意「好心沒好報」的說法。

● 為別人做事時，我幾乎會覺得自己很好。然而我也從經驗中得知他們是不會珍惜的。

● 我的朋友說我是個好的聆聽者，但他們在我的分享時意興闌珊，讓我感到怨恨。

● 我花很多時間處理別人的問題。

上一次我發現被人「利用」的情況是＿＿＿＿＿＿＿＿＿＿＿＿＿。

我會試著做＿＿＿＿＿＿＿＿＿＿＿＿＿＿＿去拯救他人。

7. 我們不是太有責任感就是太沒有責任感。我們努力解決別人的問題，或是期待別人為我們負責。這使我們逃避仔細檢視自己的行為。例如：

● 家人有問題時通常會找我。

● 無論在家中或職場，沒有人像我一樣在乎或是努力工作。

● 當工作或家中有事情搞砸了，我感到某種意義上算是我的失敗。

或者

● 別人都不知道我病得多重，並且對我期待得太多。

● 我在等待一個對的機會重新投入生活。

● 我在等待正向的改變在我的生命中發生。

當＿＿＿＿＿＿＿＿＿＿＿＿＿時，我感到自己太過有責任感。

當＿＿＿＿＿＿＿＿＿＿＿＿＿時，我感到自己太過沒有責任感。

8. 當我們為自己出頭或表現得大膽自信時，會有罪惡感。我們屈服於他人，而不是照顧我們自己。例如：

● 當我為自己出頭後，我會有罪惡感，並且在想也許我是錯的。

● 和親近的朋友或家人在一起覺得有安全感時，我會盡情吐露自己對生活中那些壓迫者的怨恨。

● 某些特定的人要見我或想和我談話時，我會感到不舒服。

● 我在心中累積了大量的憤怒，而不是適當地予以宣洩。身無旁人的時候，我有時候會尖叫、甩門或摔東西。

近來我很害怕表達真正的感覺，並且當_____，我屈服於_____。

9. 我們否認、低估或壓抑童年創傷的感受。我們難以表達自己的感受，並且覺察不到這種情形對我們生命的衝擊。例如：

● 我就是無法想起某部分的童年記憶。

● 有時在某些情境下，我會產生難以抵擋的恐慌、焦慮或害怕，但我不知道為什麼。

● 我發現我很難真正對事物感到雀躍。其他人會對我無法和他們一樣雀躍感到惱怒。

● 當我開始太過焦慮、害怕，或聽到一些腦中的建議時，我會尋找一些事物來試著轉移注意力或消除痛苦。

我否認、低估或壓抑我的感受，當_____。

10. 我們是具有依賴性格的人，擔心遭到拒絕或拋棄。我們傾向留在會對我們造成傷害的關係或工作中。我們的恐懼若不是使我們無法結束有害的關係，就是阻擋我們開展健康且有益的關係。

● 親近的人對我默不作聲或不表露任何情緒時，我感到恐慌並且怕到極點。

● 如果上司對我的工作似乎沒有給予肯定，我會假設他們很不高興，而且已經準備叫我離開。

● 和朋友、同伴意見不合時，事後我會害怕這已經對關係造成了不可彌補的傷害。我可能會打很多通電話來平息事情並不斷地道歉。

● 我會做白日夢，想像如果有不同的工作、配偶或是朋友會是什麼樣子。

我最害怕遭到＿＿＿＿＿＿＿＿＿＿＿＿＿＿＿＿的拒絕或拋棄。
我現在以＿＿＿＿＿＿＿＿＿＿＿＿＿＿（方式）處理這種害怕。


11. 否認、孤立、控制和沒必要的罪惡感，是家庭問題的徵兆。就是這些行為讓我們感到絕望與無助。例如：
● 我只希望人們不要打擾我。
● 我試著管好自己的生活，但環境總是侵擾我的計畫。
● 我盡可能只透露少許自己的事，或者試著去經營自己的形象。
● 我不怎麼寄望事情會有所改變。好事只發生在別人身上而不是我身上。我彷彿是被詛咒了或什麼的。
● 有時，我迫不及待地想回家，關上門，與現實隔離。

當我＿＿＿＿＿＿＿＿＿＿＿＿＿＿，家庭問題的影響便顯現在我生活裡。

12. 我們在親密關係上有困難。我們覺得不安全也不信任他人。我
　　們沒有清晰的界限，因此捲入伴侶的需求和情緒裡。例如：

● 如果親近的人生氣了，我會立即覺得有危險，即使那怒氣是針對其
　他人或外面的壓力。

● 我可以和伴侶有性行為，但是有時候難以感受到親密和浪漫。

● 我經常貶低自己的外表（即使只對自己說），或是質疑自己的吸引
　力。

● 我可能會提議一些愉快的活動來試著改變配偶或同伴的情緒。


我目前在親密關係中的困難是＿＿＿＿＿＿＿＿＿＿＿＿＿＿＿。

我難以信任＿＿＿＿＿＿＿，因為＿＿＿＿＿＿＿＿＿＿＿。


13. 我們做事很難貫徹始終。例如：

● 我幾乎都是在最後一分鐘才完成工作。

● 我桌上堆滿了我曾經感到興趣的大案子，但幾乎從未進行。

● 我的屋子裡至少有一個房間（或更多）是我不希望任何人看見的。

● 我一想到自己浪費在草率的想法或方案上的時間，就會有罪惡感。


當我欠缺動機或是拖延時，我感到＿＿＿＿＿＿＿＿＿＿＿＿。

目前我未完成的計畫是：＿＿＿＿＿＿＿＿＿＿＿＿＿＿＿。


14. 我們強烈地想要掌控一切。對於無法掌控的改變，我們會過度
　　反應。例如：

● 我想知道我的配偶或孩子們在做什麼。我甚至會搜查他們的東西。

● 如果其他人為我工作，我發現自己很難讓他們自由發揮。我希望事
　情依照我要的方式完成。

● 當嚴重的事情超出我的控制而發生了，我會感到恐慌並把挫折發洩在別人身上。或者，我亂無章法地加以掌控。
● 我發現很難放鬆和入睡。別人說我「容易亢奮」。

不是由我掌控時，我害怕會＿＿＿＿＿＿＿＿＿＿＿＿＿＿＿＿＿＿。

15. 我們常常很衝動。我們未經思索其他替代的行動方案或者可能的後果，就採取行動。例如：
● 我退而求其次，因為我發現決定好難。
● 我有時會寄出一些事後希望能收回的信。
● 我未經計畫就前往一些地方或做一些事。我在生命中犯了很多的錯。
● 我會做出承諾之後卻反悔。甚至會讓配偶或小孩打電話取消我答應的事。

當我＿＿＿＿＿＿＿＿＿＿＿的時候，我的衝動導致我做了很糟的決定。

## 為夥伴情誼做準備
哪三種特質是你想與他人分享的？＿＿＿＿＿＿＿＿＿＿＿＿

＿＿＿＿＿＿＿＿＿＿＿＿＿＿＿＿＿＿＿＿＿＿＿＿＿＿＿

＿＿＿＿＿＿＿＿＿＿＿＿＿＿＿＿＿＿＿＿＿＿＿＿＿＿＿

＿＿＿＿＿＿＿＿＿＿＿＿＿＿＿＿＿＿＿＿＿＿＿＿＿＿＿

你閱讀這些特質後的整體感想是什麼？可以套用在你身上的程度為
何？（0-10）

你覺得自己在哪些地方太過負責或太過不負責？

你覺得哪個特質和你最有關連？這個特質如何呈現在你的生命中？

# 第五週到第三十週
# —進入十二步驟的核心

　　從現在開始我們將進入十二步驟的核心，讓我們面對現實，承認生活並沒
有在我們的控制下好好進行。我們接受自己的無能為力並停止假裝。

# 我們承認無力抵抗成癮的影響，以致生活變得無法掌控

## 認識步驟一

小時候，其他較大的孩子有時會跟我們搔癢玩鬧。他們常常搔得很用力，又一直不停地搔，害我們笑到無法控制。我們會邊喘邊哭，求他們停止，還尖叫著說，「我不玩了，我投降，拜託停下來！」。有時候看我們哭了，他們會停下來，有時候卻非要等到某個更年長或力量更大的人來了，我們才能獲得解救。

步驟一就像上面那段童年的插曲。我們的生活和行為就像殘忍的搔癢者，造成我們痛苦跟不舒服。我們這是自作自受。我們為了保護自己而加以掌控，但結果屢屢是一團混亂。而現在我們不想放棄掌控，想從折磨裡解脫。在步驟一我們承認無法再忍受了。我們懇求獲得解脫。我們哭喊著，「我不玩了！」。

## 執行步驟一

步驟一是個機會，讓我們面對現實，承認生活並沒有在我們的控制下好好進行。我們接受自己是無能為力的，我們停止假裝。在某種意義上，我們停止長久以來以自己想法操縱事物的行為。我們承認，一切都在掌控之中的錯覺已經無法持續下去了。假如這代表著失敗，那就這樣吧。我們對於使盡渾身解數操縱一切的生活已經感到疲憊不堪，不管接著來的是什麼，我們都準備接受。

## 為步驟一做準備

　　我們管理自己生活的方式讓我們筋疲力竭，無以為繼。我們跌落到了谷底。我們的方式與努力完全沒用。在這個時候，步驟一為我們無法收拾的現狀提供了應和需求的方向。我們要做的準備，就是了解步驟一是通往圓滿旅程的第一步。這個步驟要求我們停止。停止努力，並允許自己放棄。

## 步驟一的禱文

### 神啊，請聽我的真心話

說真的，我不確定我在向誰禱告。
或許我只是在對自己說，但……
說真的，我再也無法承受了。
我的生活失敗，我覺得像是……
說真的，我想死，我想要放棄，
我想要停止傷害自己，我想要停止傷害他人。
說真的，我不知道該怎麼辦。
有生以來，我第一次真的感到迷失……
說真的，我不知道有沒有人在聽，
但假如有人在聽，請來找我。

（取自《十二步驟禱文》〔*12 Step Prayers for A Way Out*〕，5-6頁。）

---

備忘：第五週到第二十九週聚會內容安排，請見附錄一，第312-316頁。

**步**驟一的概念對大部分的人來說是巨大的衝擊，除非我們開始如實地觀看自己的生活。去設想我們根本是無能為力的、我們的生活可能根本無法掌控，會讓人覺得這是一種逼迫。生活經驗提醒我們，我們的行為並不總會帶來和平和寧靜。我們的養成如果受到酗酒或其他類型的家庭困擾所影響，就會逐漸破壞我們最好的計畫安排、希望和夢想。受到困擾影響的養成背景常常會讓我們失去與自己的連結，生活也會充滿令人不悅的行為和強烈的情緒。

我們生活在十分強調個人成就的文化裡。多數人從小就被灌輸要出人頭地。我們的社會裡，在學校、運動場和生意上競爭，也同樣重要。我們受到的教導是，如果競爭時夠努力就可以「贏」，而這樣就是好的人。然而假如我們沒有達到別人的期待，而且「輸」了，我們就是失敗者。因為童年缺乏好的學習模範，大多數人都感到無所適從。我們不知道我們適合什麼。我們持續用我們的作為和別人對我們的想法，來決定我們的價值和自尊。回首過去，我們可能一直將自己歸類為失敗者。我們的失敗可能是自己造成的。我們的低自尊讓自己無法成為贏家，並帶來極大的壓力和焦慮。

長大後事態變得更糟。充滿壓力的生活讓我們無法稱心如意，而壓力也加重我們的問題。害怕和不安愈來愈多，造成恐慌感。我們之中有些人便轉而濫用改變情緒的物質，像是藥物、酒精或食物來紓解緊張。比較隱微的方式則是，我們可能埋首於學校活動、工作、關係或其他成癮／強迫的行為中，來克服那些看起來會壓垮我們的焦慮。當我們開始看清自己的狀態，並了解生活像是乘坐在大型雲霄飛車上那樣不斷迅速變換方向之後，我們就已經準備好進入步驟一。我們別無選擇，只能承認，我們根本無能為力，而且生活已經變得無法收拾。一旦明白這一點，重要的是我們要尋求幫助。

步驟一是執行其他步驟的基礎。在正面遭逢我們生活處境的重要時刻中，我們承認無能為力並接受生活是無法掌控的。屈服於這個概念並不是容易的事。雖然我們的行為只會造成壓力和痛苦，但要放手並相信事情會自己好轉仍然很困難。我們可能覺得無所適從、倦怠、悲傷、失眠或騷亂不安。這些都是內在嚴重掙扎時會經歷到的反應。重要的是要記得，屈服不僅需要強大的心智和情緒能量，也需要決心。不要放棄。嶄新的自由生活正等著我們。

## 個人省思

在步驟一中，我們開始認清生活的真相。或許這是我們第一次終於承認挫敗，並體認到我們需要幫助。步驟一由兩個不同部分組成。第一部分是承認我們有強迫的特質。這些特質呈現在我們試著操弄生活事務，藉以減輕掙扎時造成的內在痛苦。我們陷在那個讓我們無力控制自己行為的成癮之中。第二部分是承認，如果我們堅持按照自己的意思去過活，生活就還是依然一團混亂，將來也一樣。

1. 是什麼讓你無法體認到你的無能為力以及生活是不能掌控的？ _____

_____

2. 生活中哪一部分讓你感到最難過？ _____

_____

_____

我們心中的驕傲呼喊著，要去對抗無能為力和放棄掌控的想法。我們習慣對自己以及他人生活中的所有事情負起全部責任，這對於在問題環境中長大的我們是很自然的反應。我們之中有些人在其他人逃

避或不負責任的狀況下，擔負了太多的責任。直到痛苦達到無法再忍受的程度，我們才會開始尋求解脫之道和復甦的力量。我們必須領悟到自己的無能為力，才能全然地屈服。

3. 什麼生活事件讓你了解到痛苦的極限？ _____

_____

4. 痛苦是一種訊號，會引發你的成癮、強迫和衝動。哪一種特定的痛苦對你來說是最明顯的訊號？ _____

_____

　　當我們開始接受自身情況的真相，自然會想要向他人尋求解答。我們就像是膽小的靈性初學者，疑惑為何想追求的生活品質離我們遠去。朋友可能要我們去找治療師或和至親聊聊。但不論尋求多少外在資源，都無法帶來解脫，除非我們藉由自己，打從理智上和情感上，承認我們的確無能為力。然後，而且唯有此時，我們才會開始了解，步驟一是逃出生天的起點。

5. 我們會覺得，運用舊有的生存技巧，生活也過得下去。這種想法會如何阻礙你看清自己真正的問題？ _____

_____

6. 你最深的恐懼是什麼？是什麼讓你產生懷疑？ _____

_____

步驟一是持續的承諾。我們必須謹記，有害的特質、習慣和行為都是我們的一部分。它們是生活壓力所引起的潛意識反應。當我們注意到自我挫敗行為和反應浮現時，可以承認自己的無能為力，並向崇高力量尋求協助。這個簡單的行動可以打開改變之門，讓我們尋獲帶來療癒的改變。

7. 在你的經驗中，生活裡最需要掌控的是什麼？ _____

_____

_____

8. 你的自我挫敗行為會造成什麼結果？ _____

_____

_____

　　步驟一的第二部分是承認我們的生活不可掌控，這和承認無能為力一樣困難。我們要更加密切注意那些仍舊被我們用來隱藏今日真實處境的昔日想法和行為。我們需要完全誠實，丟掉偽裝，看到事物的真實面貌。當我們不再替自己的行為找藉口，就是培養謙卑的第一步，而我們需要謙卑才能接受靈性的指引。正是透過這靈性的指引，才能開始重建我們自己和生活。

9. 生活的哪些方面最讓你有無法掌控的感覺？ _____

_____

_____

10. 描述你為自己行為找藉口的具體情況。 _____

_____

_____

_____

只有我們承認自己身體生病了，治療才有可能開始進行。想要治癒心靈上的強迫／衝動行為也是如此，我們需要承認這些問題行為，治療才有可能展開。除非我們了解這項事實，否則康復的進展會受到阻斷。當我們願意承認自己的問題並採取必要的步驟予以解決，療癒才會開始。

11. 什麼行為讓你不想發生的問題發生了？或者，什麼行為是你的防衛或藉口？你怎麼做的？ ＿＿＿＿＿＿＿＿＿＿＿＿

＿＿＿＿＿＿＿＿＿＿＿＿＿＿＿＿＿＿＿＿＿＿＿＿＿＿＿＿＿＿

＿＿＿＿＿＿＿＿＿＿＿＿＿＿＿＿＿＿＿＿＿＿＿＿＿＿＿＿＿＿

當我們照著步驟進行，會發現試圖改變生活現狀不會帶來真正且持久的改變。雖然這樣想很誘人，但調整外在環境並無法導正內在的問題。放棄我們可以藉由操縱環境來治癒自己的這個信念，才可能有顯著的療癒。自願去執行步驟，才能開始讓真正的療癒從內在萌生。

12. 以前你如何嘗試透過操縱環境改變生活狀況？ ＿＿＿＿＿＿＿＿＿

＿＿＿＿＿＿＿＿＿＿＿＿＿＿＿＿＿＿＿＿＿＿＿＿＿＿＿＿＿＿

＿＿＿＿＿＿＿＿＿＿＿＿＿＿＿＿＿＿＿＿＿＿＿＿＿＿＿＿＿＿

13. 生活裡的哪個部分是你希望可以做好，但所作所為卻一直背離你所想的？ ＿＿＿＿＿＿＿＿＿＿＿＿＿＿＿＿＿＿＿＿＿＿＿＿＿

＿＿＿＿＿＿＿＿＿＿＿＿＿＿＿＿＿＿＿＿＿＿＿＿＿＿＿＿＿＿

＿＿＿＿＿＿＿＿＿＿＿＿＿＿＿＿＿＿＿＿＿＿＿＿＿＿＿＿＿＿

## 小組團體分享

14.這個步驟裡的哪三個問題是你想跟其他人分享的？＿＿＿＿＿＿＿＿＿

＿＿＿＿＿＿＿＿＿＿＿＿＿＿＿＿＿＿＿＿＿＿＿＿＿＿＿＿＿＿＿＿

15.在步驟一的工作和康復歷程中，別人可以怎麼做來鼓勵你？＿＿＿＿

＿＿＿＿＿＿＿＿＿＿＿＿＿＿＿＿＿＿＿＿＿＿＿＿＿＿＿＿＿＿＿＿

16.你可以為他人的康復做些什麼，特別是在給予幫助和鼓勵這方面？＿＿＿＿＿＿＿＿＿＿＿＿＿＿＿＿＿＿＿＿＿＿＿

＿＿＿＿＿＿＿＿＿＿＿＿＿＿＿＿＿＿＿＿＿＿＿＿＿＿＿＿＿＿＿＿

＿＿＿＿＿＿＿＿＿＿＿＿＿＿＿＿＿＿＿＿＿＿＿＿＿＿＿＿＿＿＿＿

## 關鍵概念

**無能為力**：在步驟一裡我們發現，承認自己無能為力之後，康復才會開始。我們承認自己沒有可以掌控生活的力量，無法讓生命依循崇高力量的意旨進行。

**無法掌控**：我們曾試著掌控自己和他人的生活。然而，我們的掌控總是以失敗作收。在步驟一裡我們承認，自己已無法再控制或掌控生活。

## 筆記

＿＿＿＿＿＿＿＿＿＿＿＿＿＿＿＿＿＿＿＿＿＿＿＿＿＿＿＿＿＿＿＿＿

＿＿＿＿＿＿＿＿＿＿＿＿＿＿＿＿＿＿＿＿＿＿＿＿＿＿＿＿＿＿＿＿＿

＿＿＿＿＿＿＿＿＿＿＿＿＿＿＿＿＿＿＿＿＿＿＿＿＿＿＿＿＿＿＿＿＿

＿＿＿＿＿＿＿＿＿＿＿＿＿＿＿＿＿＿＿＿＿＿＿＿＿＿＿＿＿＿＿＿＿

＿＿＿＿＿＿＿＿＿＿＿＿＿＿＿＿＿＿＿＿＿＿＿＿＿＿＿＿＿＿＿＿＿

## 團體活動

> 活動一：在黑暗之中
> 準備材料：紙和筆。
> 目標：透過在黑暗中書寫或繪畫，來體驗無能為力和無法掌控。

□ 準備繪畫或書寫一些內容（例如：自畫像、喜愛的寵物或給自己的一封信）。

□ 關上燈讓室內完全黑暗再開始。進行五分鐘。假使無法完全使室內黑暗，要求成員閉上眼睛——不能偷偷睜開。

□ 時間到之後，讓成員輪流一一分享自己的作品。在輪到分享前先把自己的作品遮住，好製造懸疑、維持樂趣。

□ 最後，討論在黑暗之中的活動與感到無能為力、無法掌控的相似處。

> 活動二：「無法掌控」的樣貌
> 準備材料：白紙、彩色筆或蠟筆、寫字夾板和想像力。
> 目標：運用想像力，透過繪畫將無法掌控的感覺表達出來。

□ 用一幅畫表達生活中無法掌控的感覺（例如：火爐中焚燒著鈔票，表示生計上的無法掌控；或幾隻怪獸圍著你的頭，代表你的恐懼）。想像和創造是重點。

□ 活動結束時，向團體展示並解釋你的畫作。

活動三：為步驟一禱告

準備材料：紙和筆。

目標：寫下步驟一的禱告文，並和團體分享。

□ 寫下步驟一禱告文。這有助於回想本章中步驟一的內容。不要寫出跟後續步驟有關的內容或概念，例如只寫出跟無能為力有關的禱文，不要涉及如何補償。

□ 每位成員念誦自己的禱文時，要帶著禱告的心情。營造一個柔和的氛圍，可以關掉燈光，然後發給每位成員一根蠟燭。

## ■ 步驟二

# 開始相信有比我們自身更強大的力量，讓我們回復神智清醒的狀態

### 認識步驟二

「我看著白浪洶湧的河水，內心不禁變得軟弱。原本鼓起的勇氣全都從毛細孔逸散出去了。一想到要搭著充氣筏順著急流而下，我的腳都軟了——這一切只是為了好玩。然後我們充氣筏的嚮導開始說話。聽起來他對自己很有把握，自信滿滿地保證一切都沒有問題。他給予我們指導，教我們按照指令行事，逗我們發笑，甚至還讓我安下心來。這真是瘋了，我心想，但是我信賴他能讓這趟瘋狂的泛舟變成一次安全且讓人享受的經驗。」

步驟二是關於信仰：信賴與相信。信仰不是靠理智獲得的，它是自然而然存在的。信仰不是製造出來的，它來自一個比我們自身更強大的力量。信仰不是贏來的，它是一個禮物。信仰不是選項之一，它是必需的。康復之路上有許多動盪和艱險的過程在等待著我們，當我們最後終於願意仰仗崇高力量時，我們便已擁有相信崇高力量存在的信仰。

### 執行步驟二

如果正確執行步驟一，我們將會感到空虛。我們已經承認自己無能為力，且無法掌控自己的生活。這會讓我們發出疑問，「假如我無力掌控我的生活，那有誰能？」神可以！神透過在我們心中種下單純

的信仰種子，來幫助我們。信仰的種子並不大。它只是逐漸增長的信心，相信某個遠比我們偉大的力量將對一切負責。步驟二幫助我們承認崇高力量給予的信仰種子，這將開始讓我們相信生命中有一個比我們更強大的力量在運作著。

## 為步驟二做準備

承認我們並不完全了解崇高力量，便是為步驟二所做的準備。我們許多人都對神都有扭曲的看法。雖然我們不會馬上承認，但我們可能認為神就像施虐的或缺席的父母或重要他人一樣。我們可能認為神不在意我們的感覺，神很殘忍而且等著審判我們。我們可能一輩子都受到被神處罰的威脅。

為了進入步驟二，需要把過去對神錯誤的想像和信念放在一邊。就目前來說，我們可以單純地依循戒酒匿名會的第二項傳統，「……世上存在著唯一且最終的權威——充滿愛的神……」。

## 步驟二的禱文
### 比我自身更偉大

崇高的力量，宛如
我頭上的天空、
先前走過的世代、
天上閃亮的星星、
世界和其中的萬物、
我居住的身體、
我呼吸的空氣、
宇宙的秩序和運行。

所有這些都比我自身偉大。

我有何能耐去質疑神？

（取自《十二步驟禱文》〔*12 Step Prayers for A Way Out*〕，13-14
頁。）

透過步驟一的幫助，我們開始了解無能為力與無法掌控生活的事實。我們的下一步是承認有一個比我們自身更偉大的力量。相信神，並不一定就代表我們接受神的力量。在步驟二裡，我們重新建立或是第一次建立與崇高力量的關係。這步驟讓我們有機會對一個比我們更強大的力量抱持信心。這個連結將會成長，並變成我們日常生活中重要的一部分。

對我們多數人來說，這個步驟是個重大的阻礙。我們很難相信其他人，我們的孤單讓我們只仰靠自己的能耐。我們甚至會懷疑崇高力量能治癒我們，或是崇高力量竟然會想要這麼做。除非能放下懷疑然後開始依靠神，否則我們將繼續用瘋狂的方式過活。我們生活裡的混亂和困擾只會有增無減。

我們的宗教背景可能教導我們應該要對神敬畏。我們不曾把神看做是充滿愛的崇高力量。童年時，我們做錯事之後會感到焦慮和害怕；有時候成人說神會給予懲罰，來威脅我們收斂幼稚的行為。我們害怕讓神生氣，致使我們愈來愈多的罪惡感和羞恥感變本加厲。長大以後，我們繼續害怕權威人士，而且常常只因為小小的過錯就產生強烈的罪惡感和羞恥感。

我們心中可能仍然藏著童年時的憤怒，因為覺得神讓我們失望了。我們有些人基於慘痛的經驗，便覺得信仰了神卻無法減輕痛苦而拒絕神。儘管我們相信有崇高的力量同在，但感到害怕時我們偶爾仍

會懷疑。即使是那些在處理自己的困難時，與崇高力量有過連結經驗的人，仍會週期性地產生懷疑和害怕。在步驟二裡，我們的目標是，相信神——一個比我們更偉大的力量——會引導我們的旅程朝向寧靜與療癒。

對我們某些人來說，信賴自我意志和打理自己生活的能力，便是唯一的依靠。我們認為神是小孩或意志薄弱者的拐杖，因為他們沒有能力管理自己的生活。當我們開始了解神的本質，肩上的重量會減輕，也會開始從不同的觀點看待生命。

步驟二常被當成「希望的步驟」。當我們開始了解協助是垂手可得的，這個步驟便帶來了新希望。我們必須單純地伸出手去，接受崇高力量給我們的任何東西。在步驟二我們打下靈性成長的根基，這可以幫助我們成為想成為的人。而我們要做的，僅僅是願意相信有個更強大的力量正等著來幫助我們。

## 個人省思

要開始相信有一個比自身更強大的力量存在需要信心。過去，我們對於自身掌管生活的能力寄予信心，但事實證明這樣的信心根本沒意義；我們的期待完全落空。現在我們需要把我們的信心寄託在一個比自身更強大的力量上。相信一個我們看不到也摸不著的力量，一開始可能看起來不切實際，但步驟二提供一個靈性發展的基礎，這將幫助我們達到更崇高的自我實現。

1.你對崇高力量的理解是什麼？請描述這個力量的特質。 ＿＿＿＿＿＿

＿＿＿＿＿＿＿＿＿＿＿＿＿＿＿＿＿＿＿＿＿＿＿＿＿＿＿＿＿＿＿＿

2.阻礙你接受崇高力量的恐懼是什麼？請描述出來。 ＿＿＿＿＿＿＿

_____

_____

　　身為初學者，我們常常在這個步驟遇到困難。其中一個障礙是，我們很難相信有一個更強大的力量存在。雖然我們知道許多「小如芥籽的信心」*註在別人身上發生奇蹟的例子，但仍懷疑這是不是也適用於我們。我們便一直抗拒崇高力量具有療癒能力的想法。光憑「相信」就可以減輕強迫和衝動行為的嚴重程度，可能令人難以想像。當我們發現，即使是最虔誠的人也會有懷疑的時候，我們的信仰終究會開始茁壯。

3.「小如芥籽的信心」對你有什麼意義？_____

_____

4.什麼原因讓你無法真正相信有個比你更強大的力量可以讓你恢復清醒？_____

_____

_____

　　在進入十二步驟計畫之前，我們多數人強烈拒絕靈性的概念和信念。我們既不了解靈性，也不認為它能幫助我們。我們渴望擁有能呵護、關懷我們的父母，這個渴望阻礙我們去理解有個能夠信賴和充滿愛的崇高力量。也可能我們覺得自己的禱告得不到回應。而認為神即

_____

*註　譯註：「小如芥籽的信心」源自《聖經》。耶穌說：「是因你們的信心小。我實在告訴你們，你們若 ，像一粒芥菜種，就是對這座山說：『你從這邊挪到那邊』，它也必挪去；並且你們沒有一件不能做的事了。」（《馬太福音》十七：二十）

使存在，也不是一個慈愛的神，這種想法將我們的信心破壞殆盡。低自尊則常常會讓我們覺得自己不值得崇高力量的關愛，或是覺得祂怎麼可能存在。

5. 列出讓你對比自身強大的力量存疑的經驗。 _____

_____

_____

6. 在記憶中，你的家裡有哪些與靈性有關的環境？這些回憶如何影響你今天的感覺？ _____

_____

_____

　　童年的創傷經驗造成我們的反抗、冷漠、怨恨、自我欺騙和自我中心。成年的生活需要恢復到一個更平衡的狀態。假如我們願意相信比自身更強大的力量能讓我們恢復清醒，我們便能找到那個平衡。我們企圖獨力尋找平衡時，通常會利用外在的東西當成自己問題的肇因，來欺騙自己。透過崇高力量的幫忙，這些欺騙行為才能由內而外獲得療癒。

7. 你認為崇高力量用哪些方式幫忙你恢復清醒？ _____

_____

_____

　　神幫助我們看清事實的方式之一，是讓我們和其他有類似經驗的人接觸。在聚會中以及和夥伴之間分享我們的故事時，我們會更加清楚看到，每一個人「情緒上的清醒」都只能一次維持一天。崇高力量

也幫助我們了解，傷害自己或他人的行為是不被接受的。當我們愈加依靠神的力量，我們生活的品質就會獲得改善。

8. 你可以做什麼來維持「情緒上的清醒」？ _____
_____
_____

9. 你希望你自己與崇高力量的關係如何改善你處理日常生活的能力？
_____
_____

　　當這個計畫開始進行時，我們可能期待立竿見影。從小時候起，只要事情沒有「馬上」發生，我們就會感到生氣或疑惑。在這個計畫裡，突然改變是例外而非常態。康復需要耐心和毅力。我們每個人都是獨特的，會在十二步驟的哪個階段開始康復，都不一樣。有些人可能立刻減輕，有些人可能要等到計畫末期才會覺得比較堅強。這並沒有規則或指標可循。進展會在適當的時間發生。

10. 康復需要有耐性和同理心，而且不會突然發生。你對這個事實有什麼想法？ _____
_____
_____

11. 你曾經歷過崇高力量在你無能為力時給予幫助的經驗嗎？ _____
_____
_____

　　在接受崇高力量存在的初期，刻意去注意我們周遭發生的特殊事

件，有時候是有幫助的。我們可以把生活中的各種巧合當成來自崇高力量的小小奇蹟、禮物，或單純是祂的介入。花一些時間為一些像是「闖紅燈卻沒有收到罰單」或「突然接到我們正在想念的人打來的電話」等小事，向崇高力量表達感謝，可以讓我們學會接受崇高力量。願意向崇高力量表達感謝，可以幫助我們「開始相信」。

12.解釋你所認識的崇高力量。你是如何和這崇高力量互動的？ _____

_____

_____

13.舉出生活中讓你察覺到崇高力量的例子或經驗。 _____

_____

_____

　　當我們準備好接受自己的無能為力和無法操控（步驟一），而且信賴崇高力量會恢復我們的清醒（步驟二），我們就已經準備好做出決定，把自己的生命託付給神照顧（步驟三）。不需要急著完成這些步驟。我們要抱持信心前進，才能夠繼續著手剩下的步驟。我們在步驟二發展出來的信心，是康復過程中最重要的基礎。計畫能否成功，仰賴我們與崇高力量的關係，以及相信這個力量能夠幫助我們的信念。

14.列出步驟一或步驟二裡仍讓你抗拒的概念。 _____

_____

_____

15.你覺得需要做什麼來解決這個問題？（例如：或許你需要和朋友討論你的困難，並要求他為你禱告、給你支持或建議。） _____

_____

_____

　　開始相信一個崇高力量，並承認我們的行為方式具有破壞性，都需要深刻的謙卑。缺乏謙卑嚴重地造成了我們過去的徒勞無功。當我們努力實現一個更為和諧的生活方式，便處處看得到謙卑的重要。願意謙卑並接受人性的弱點，使我們得以大幅成長。參加聚會和努力執行步驟的時候，我們會發現，只有放棄自我意志並謙卑地尋求生活品質改善，才有可能獲得和平與寧靜。

16.列出你能表現出謙卑的情境。_____

_____

_____

17.列出你缺乏謙卑的情境。_____

_____

_____

## 小組團體分享

18.這個步驟中，哪三個問題是你想要和其他人分享的？_____

_____

_____

19.描述你小時候與神的關係。_____

_____

_____

20.你目前的生活裡有什麼事件影響了你與神的關係？_____

_____

## 關鍵概念

**崇高力量：**因為步驟一已經幫助我們了解自己是無能為力的，於是我們需要能超越我們的力量，來給予幫助和療癒。我們不需要明確指出自己的崇高力量是什麼，也不需要冠上名稱。我們的崇高力量或許跟我們早年學到的信仰中所稱的神完全不一樣，將在康復歷程中滋養並照護我們的這個崇高力量，會透過神聖的力量、徵兆（presence）顯露出來，並依據我們獨特需求給予幫助。對於崇高力量，我們現在真正需要知道的，就是戒酒匿名會第二項傳統所說的，「……世上存在著唯一且最終的權威 —— 充滿慈愛的神……」。其中的關鍵字是「慈愛」。在這個計畫中的神，充滿著慈愛與滋養的力量，會把我們的最佳利益放在第一位。

**相信：**相信某事或某人，需要的不僅是承認他們存在而已，還需要信賴和承諾。相信椅子可以承受我的重量是一回事，但真的坐上椅子又是另一回事了。當我坐在椅子上，才能代表我真的相信椅子。在步驟二，我們開始相信有一個比我們更強大的力量可以恢復我們的清醒。我們不只是承認神存在，我們開始學著去相信神就像椅子那樣會承住我們的重量。

## 筆記

# 團體活動

活動一：我有何感受

目標：辨認感受。誠實面對我們的感受是康復中重要的一部
分。

□ 花一點時間來評估你現在最強烈的感受。
□ 用想像力畫一張臉來描繪這個感受。它可以像常見的「笑臉」圖案
一樣簡單，或者在時間允許下盡量精細。
□ 活動結束後，向小組團體分享你的畫作並加以解釋。

活動二：袋裡有什麼

準備材料：一個不透明的袋子（最好是黑色的垃圾袋），和幾
個想讓大家辨識的物品。

目標：僅憑感覺來辨別不透明袋子中的物品。這可以用來說明
我們對崇高力量可能會有的感覺。我們可以感受到崇高
力量存在的徵兆，但可能並不真的了解這代表什麼。

□ 將不容易透過形狀來辨別的物品，放在不透明的袋子中。
□ 將袋子輪流傳給團體中的每一個人。給每個人相同的時間（例如
十五秒）透過感覺去辨認該物品。
□ 如果時間結束了，這個人沒有猜到物品是什麼，就把袋子傳遞給下
一個人。
□ 當物品被猜中了，便換新的物品放進袋子裡。
□ 一旦團體中的所有人都試過了，請花一點時間來討論，在步驟二
中，我們不全然了解崇高力量，只能感受祂的存在和影響，這樣有

何不可。

---

活動三：我是誰？

準備材料：紙、膠帶或別針。

目標：去體驗依靠他人幫助的情形。在小組團體成員的背後貼上著名人物的名字，其他人可以給他們「是」或「否」的提示，幫助他們猜出背後的名字是誰。提供線索的人代表著更強大的力量，因為他們能夠看到別人看不到的。

---

☐ 開始前，將一些知名人物（家喻戶曉的人）的名字寫在紙上，一張紙條寫一個名字，每個小組團體成員分別有一張。

☐ 活動開始時，用膠帶或別針將紙條固定在小組團體成員的背後。要確保他們沒有看到自己背後的名字。

☐ 每個人都有名字後，開始詢問線索來辨認人物的身份。只能問是非題。例如，可以問「我是男的嗎？」或「我是總統嗎？」等等。

☐ 所有名字都猜出來之後，就結束活動。團體帶領者可以選擇頒發有趣的獎品給贏家，以及傻瓜獎給最後完成的人。

## 關於離開你的小組團體

　　大部分人都擁有隨心所欲的自由。當我們想要離開，便離開；當我們想要留下，便留下。參與小組團體時可能出現某些問題，像是和團體的某些成員合不來，因此讓你不想繼續留在團體裡。假如在執行步驟的工作中，你感到痛苦、挫折或不舒服，你可能會氣餒又恐懼。你可能落後，並發現很難完成作業。假如沒有和小組團體成員建立緊

密的連結，你可能會考慮退出。

萬一有任何類似的感覺或想法出現，我們強烈的建議你：

□ 冒個險吧；去找你的小組團體（或個別成員），說出你的真實感受
　 和恐懼。

□ 花時間考慮你擁有的選項；向崇高力量尋求協助，並做出對你最好
　 的決定。

　　當你作出最後決定，要通知你的小組團體成員，讓他們感覺被尊
重。你無須顧慮他們的回應。重要的是，表達你的需要和想望，並且
理解其他人就在那裡支持著你。這是結束關係的健康方式，有助於把
你決定離開所導致的遺棄感降到最低。

# 做出決定，將我們的意志和生命託付給我們所認識的神來照看

## 認識步驟三

試想替自己動手術有多瘋狂。第一刀劃下去所帶來的疼痛，就會讓我們停手。這樣治癒永遠無法進行。認為我們能掌控自己的康復之路，也一樣瘋狂。我們必須把生命交到崇高力量的手中，祂了解我們的疾病有多嚴重。崇高力量自身就能知道治療需要什麼，並且關注我們的最佳利益。

在步驟三裡，我們決定把手術刀交給我們所認識的神。我們決定交出自己意志和生命的控制權。既然已經承認無能為力且無法掌控生活，也開始相信神可以治癒我們，現在，我們決定把意志和生命託付給神照料。

## 執行步驟三

步驟三的工作是做出決策的歷程，就像生活中面對重大決定時所做的那樣。例如，決定要買一部車時，我們對於車子的部分，會考量像是價錢、顏色與性能等等；對自身狀況的部分，也會考量付款能力、交通需求與個人偏好等等。在衡量過所有事情後，我們才做出決定。進行步驟三，也是類似的方式。我們考量目前生活的管理是好是壞；我們考量自身的需要、能力與未來。我們花時間思考這些改變。最後，我們做出決定：唯一能夠掌控我們生活的是崇高力量，祂為我

們安排的計畫是最好的。

## 為步驟三做準備

　　徹底地做好步驟一和二，就是為步驟三做準備。假如我們仍不認為我們是無能為力且生活無法掌控，那表示我們還沒準備好進入步驟三。假如我們無法開始相信有一個更強大的力量可以恢復我們的清醒且有能力照顧我們，那我們在步驟三會遭遇困難。此外也要透過完全接受自己的無能為力和無法掌控生活，來為步驟三做準備。容許神在我們的心裡種下信心的種子，便是做好準備。當這些都就緒了，步驟三自然水到渠成。

## 步驟三的禱文
### 我的第一次禱告

我把整個生命交付給祢，
我所認識的神啊。
我嘗試自己來掌控卻一塌糊塗，
請祢接管吧，接管一切，並為我管理，
依照祢的意願和計畫。

（取自《十二步驟禱文》〔12 Step Prayers for A Way Out〕，23頁。）

步驟三是所有步驟中最核心的部分。在這個重要轉折，我們做出決定，將我們的意志和生命託付給神照料。對於建立一個有效且和平的生活而言，這是一個重要的基石。在步驟一和二，我們建立

了將自己交付給神照顧的基礎。第三步驟裡的承諾，必須重複不只一次，因為我們才剛開始把事情移交給神。重複前三個步驟，有助於為整個計劃奠定堅實的基礎。

多數人帶著對世界強烈的負向觀感來到這個團體。這些觀感可能來自於造成傷害的兒時經驗、受到誤導的教育訓練，或僅僅是生活經驗的累積。我們可能認為神沒有慈愛、動輒指摘。童年時如果經歷過暴力，可能讓我們很難信任他人。不論原因為何，假使我們的信念讓我們無法放下害怕並臣服於神，將會使得我們的康復受阻。在步驟三中，我們決定相信，並將我們的生活交到祂手中。

迄今為止，我們看待現實的方式導致許多強迫、衝動的行為。要承認自己必須為這些行為負責，通常很難，因為這暗示了我們是「不好」的。否認是我們僅存的武器，它就像一層保護罩，讓我們無須面對真實的自己。「否認」一旦啟動時，就像一扇百葉窗一樣，將陽光阻絕在外。在步驟三中，我們開始將百葉窗打開，並容許崇高力量的光芒進入。步驟三提供一道光源，讓我們得以檢視自己的行為，並且了解真相。

步驟三是點頭首肯的一步，是做下決定的時機。在前兩步驟裡，我們開始覺察到我們的情況，並接受一個崇高力量的想法。雖然我們開始認識並信任崇高力量，但要我們完全放棄所有的掌控仍是困難的。然而，假如代價是失去我們生命中重要的人事物，像是家庭、工作、健康或理智，可能就讓我們比較容易接受崇高力量的引導。我們的行為可能正在摧毀許多關係。與其因為這項發現而覺得沮喪，不如利用它來促使自己臣服於崇高力量。

當我們開始讓神的意志引領生命，自我毀滅的傾向便會減輕，而且較不易導致分心。我們對自己或他人造成的困擾和悲傷，通常會阻擋我們順利地進行與練習十二步驟。決定開始這趟旅程是極度重要

的，而且不該在情緒激動的情況下做出決定。步驟三的關鍵要素包括：在心智清楚且理性時做出決定，對決定做出承諾並且相信崇高力量帶來的結果。

當我們臣服且不再背負著過去，我們便開始能感受到更好的自己。當我們學著更加信賴崇高力量，就更能信賴自己和他人。決定選擇神的方式，使我們的生命恢復豐盈。從自我意志中解放，接著我們就會掙脫許多負向行為，也能更有效率地處理生活中例行的日常事務。當我們開始認識崇高力量的愛，且盼望與他人分享，我們的不耐和易怒會消失。和平和寧靜會成為我們生活中的一部分，我們也會成為天生賦予的樣子。

## 個人省思

在步驟三，我們承認需要引導，並決定將生命交給神照顧。崇高力量成為我們的新主宰，而我們遵循神的旨意。我們會發現一種不受過往情緒影響的生活方式，讓自己能享受嶄新且愉快的經驗。步驟三提供一個機會，讓我們擺脫那些會促發成癮、沮喪、生病和恐懼的行為。

1. 生活裡哪些事件讓你知道必須將你的意志和生命交給崇高力量照顧？ _____

_____

2. 哪些態度阻礙並干擾你信任崇高力量（例如：認為神不存在、不關心或是殘忍的）？ _____

_____

_____

開始第三步驟的時候，多數人選擇只交出生命的某些部分。對於使生活失控的最棘手的難題，我們會願意交託出去。但我們仍緊抓生活中其他的部分，因為認為這是自己能掌控的，或者認為這是生存必需的。最終我們會理解到，不能跟神討價還價。如果想要康復，就必須準備將全部的意志和生命中的每一個部分都交給神來照顧。當我們能真正接受這個事實，通往圓滿的旅程才算開始。

3. 生命中的哪一部分是你不願意交付給崇高力量照顧的？請解釋原因。 _____

_____

_____

4. 將生命的掌控託付給神，有助於減輕壓力。你認為這為什麼是真的？ _____

_____

_____


　　步驟三可能讓我們覺得失去了自己。我們可能認為將失去所有東西。不知道接下來會發生什麼事，是很嚇人的。我們多數人拚命地試著掌控環境。這些行為特質許多是在童年時期發展出來的，受到成長環境的直接影響而形成。我們的內心深處可能存在著一段可怕的童年記憶以及一個顫抖的小孩，因某人的憤怒、批評、威脅或暴力而感到焦慮。在還是個孩子時，為了不被拋棄，我們試著服務或照顧身邊的人，卻只換來破碎的承諾和夢。

5. 你的兒時記憶如何持續影響你或讓你感到恐懼？ _____

_____

6. 描述童年時期你和神的關係。

　　我們的成長環境通常會讓我們無法信賴神。我們的禱告可能得不到回應，也無法想像為何慈愛的神會如此殘忍。步驟三是一個重新開始的機會。進行這個步驟時，我們會觸及兒時的傷痛記憶，也開始體驗崇高力量療癒的愛，並修復過去造成的傷害。然後我們便可以期待回復到孩子般的自動自發，而給予並接受愛與滋養的能力也可望獲得增長。

7. 步驟三是可以修補童年受傷記憶的機會。你童年的哪一部分最需要獲得修補（例如：信任、玩耍、關係、害怕、情緒、信仰等等）？請解釋。

8. 哪些童年的包袱對你影響最大？

　　學習信任崇高力量並接受幫助，能促進我們的生命品質。我們將不再覺得需要靠自己背負重擔。大部分過去的痛苦都來自於全然孤單的感受。想要掌控他人和環境的需求，使我們自己孤立起來，但隨著信任和臣服，我們開始能以更好的方式與他人互動。在神的陪同之下，我們的自尊提升了，也開始明白自己是有價值的。我們接受和給

予愛的能力會增加，並開始更加重視友誼和分享。

9. 你如何知道你的自尊有所提升？ _____

_____

_____

10. 信賴別人卻讓你感到失望的情形有哪些？ _____

_____

_____

　　十二步驟是一個與靈性有關的計畫，是一個療癒的工具。步驟三是讓更強大的力量照顧我們生命的機會。這可以讓我們獲得釋放，不再覺得要為所有人、所有事負責，或期待某人會替我們負起所有的責任。臣服於崇高力量時，我們將在生命中發展出和平與寧靜的感受。

11. 做為一個康復的靈性計畫，你如何看待十二步驟？ _____

_____

_____

　　了解崇高力量如何運作，並無助於讓我們「放手」。我們只需要相信這個歷程。如果進行步驟三有困難，很可能是因為我們難以接受步驟二中「相信」這個概念。若是這樣，在邁進一步之前我們需要先回到步驟二。

12. 「不需要去了解崇高力量，只需要接受那個力量是存在的，而且我們能恢復圓滿自足」，這句話對你有什麼意義？ _____

_____

13. 在步驟三中你遭遇了哪些困難？ _____

_____

_____

　　當我們經歷到執行步驟三所帶來的重大意義，改變就降臨到我們身上。我們會變得比較平靜，且如釋重負。意識清醒地接受與崇高力量合作所帶來的指引時，改變可能會突然發生，也可能漸漸發生。即使感受到強烈的幸福，也不會永遠持續下去。三不五時地，我們會退回到舊有的行為模式；在這個時候，我們只需要承認就好。這個計畫中沒有人是完人，我們都有「疏漏」之處。然而，隨著日日按表操課，我們將會愈來愈心甘情願，並且能持續交託我們的生命。

14. 試著舉一些你「成功」放手並相信會有好結果的例子。 _____

_____

_____

15. 試著舉一些你「未能成功」放手並相信會有結果的例子。 _____

_____

_____

　　這個計畫的運作方式有個看似矛盾之處。愈不去控制生活，就能愈有效率。放棄掌控生活並相信崇高力量的安排，我們就會發現自己比較平靜，也更能接受周遭的事物。朋友可能還會稱讚我們把生活打理得很好。當我們不再用嚴格的教條限制自己，他人便可能會注意到我們有多自在，而我們只是做自己罷了。

16.你注意到自己行為出現了哪些改變是可以歸功於康復計畫的？＿＿＿

＿＿＿＿＿＿＿＿＿＿＿＿＿＿＿＿＿＿＿＿＿＿＿＿＿＿＿＿＿＿＿＿＿

17.你信任的朋友或家人注意到你哪些行為改變可以歸功於執行十二
步驟計畫？＿＿＿＿＿＿＿＿＿＿＿＿＿＿＿＿＿＿＿＿＿＿＿＿＿＿

＿＿＿＿＿＿＿＿＿＿＿＿＿＿＿＿＿＿＿＿＿＿＿＿＿＿＿＿＿＿＿＿＿


　　我們多數人是為了停止無效行為的痛苦循環，而開啟這趟旅程。我們很多時候都在為複雜的人生問題尋求答案。有些人可能試驗過各種似乎能給予解答的生活方式和信念。我們可能一直在尋找與超越萬物的崇高力量的關係。這種帶來生命力的經驗可以透過十二步驟而獲得。

18.你在尋找更好的生活模式時，曾試過哪些？＿＿＿＿＿＿＿＿＿＿

＿＿＿＿＿＿＿＿＿＿＿＿＿＿＿＿＿＿＿＿＿＿＿＿＿＿＿＿＿＿＿＿＿

19.回顧你對步驟三的疑問，並從下列幾個方面指出你的問題。
**做出決定……**：列出你不願意如此做的原因＿＿＿＿＿＿＿＿＿＿＿

＿＿＿＿＿＿＿＿＿＿＿＿＿＿＿＿＿＿＿＿＿＿＿＿＿＿＿＿＿＿＿＿＿

**託付我們的意志和生命……**：試著解釋託付生命並不必然等於放棄生命。＿＿＿＿＿＿＿＿＿＿＿＿＿＿＿＿＿＿＿＿＿＿＿＿＿＿＿＿＿＿

＿＿＿＿＿＿＿＿＿＿＿＿＿＿＿＿＿＿＿＿＿＿＿＿＿＿＿＿＿＿＿＿＿

**託付給神照看……**：你如何看待照顧你的崇高力量？＿＿＿＿＿＿＿

_____

**如我們所認識的神……：你現在對神有何認識？** _____

_____

_____


## 小組團體分享

20.這個步驟中的哪三個問題是你想要和其他人分享的？ _____

_____

_____

21.描述你完成關於崇高力量的練習之後有何經驗。 _____

_____

_____

22.別人可以如何鼓勵你進行步驟三和你的康復歷程？ _____

_____

_____


## 關鍵概念

**交付**：這個代表臣服的字眼，是步驟三的關鍵概念。想像把你的汽車鑰匙交給某人；想像把工作或責任交付給一個更有能力的人。不論參與計畫多久的人，都會談到把問題和日常麻煩交付給崇高力量。對我們這些第一次進行步驟三的人來說，我們要交付給神照顧的是意志和生命。不論你如何選擇崇高力量的形象，用意都是一樣的：交付你的意志和生命。交付給神，讓神來控制。

**自我意志**：自我意志是我們所有人控制自己生活的決心。自我意志本身並沒有錯。神給予我們選擇的權力。當我們的意志與神的意志相

違背時，我們的選擇才會出問題。我們的選擇帶來痛苦、艱困、成癮、衝動和自我毀滅的行為。神的意志為我們的生命帶來希望、療癒和平靜。神的計畫是好的。選擇交付給神，能讓我們的自我意志運作得最良好。

## 筆記

......................................................................................

......................................................................................

......................................................................................

......................................................................................

......................................................................................

......................................................................................

## 團體活動

**活動一：我如何看待我的崇高力量**

**目標：**透過角色扮演思考對神的曲解。有很多人發現之所以難以將自己的意志和生命交付給崇高力量，是因為他們從小時候就對崇高力量有誤解。康復的重要關鍵是信賴神，但對於相信神會給予懲罰、不值得信賴或橫加批判的人來說，信賴神是困難的。

☐ 選三個人來扮演一個小孩因為說謊或其他不當行為被抓到的情境。角色包含小孩、爸爸和媽媽。在這個情境裡，父母要演出使神遭到曲解的行為。例如，爸爸可能過度殘忍、嚴厲；媽媽則可能威脅小孩說神會憤怒或懲罰等話語。

□ 為了增加其他扮演的角色，可以安排父母在其他手足前羞辱小孩，或是把小孩帶去找牧師或神父。容許團體成員表達他們真實的經驗，但記得加入一些幽默，以免活動變得過於真實或沉重。

□ 花一些時間討論這個問題，並腦力激盪想出一些能克服對神曲解的方式。

---

**活動二：故事接龍**

**目標：** 一個人接著前一個人的敘述，完成一個故事。這可以說明我們如何在步驟三裡把生命交付給崇高力量照顧。就像下一個人決定故事如何發展那樣，當我們把意志和生命交付給神照顧時，崇高力量也會協助指引我們的生命和故事。

---

□ 讓某人帶頭即興編一個虛假的故事。這個人要在時限內（例如十五秒）說出故事。時間到了，負責掌控時間的人要提醒換人。

□ 依順序讓下一個人在同樣時限內接續這個故事。

□ 團體的每個人都至少要輪到一次講故事。

□ 每個人都輪流講過以後，花一些時間討論我們在步驟三如何把自己的意志和未來的故事交付給崇高力量引導和照顧。

---

**活動三：救命！我掉下去了！**

**目標：** 在確信有人會接住你的情況下，體驗向後倒下的無助感。這可以說明臣服並信任崇高力量的概念。

---

□ 讓成員依相似的體重和身材配對。在這個活動中你將直接往後倒向

準備接住你的夥伴。曾進行過這項活動的人可以說明並示範。

□ 倒下與接住的人交換進行。

## 關於崇高力量的練習

這項書寫練習的目的，是加深你對崇高力量的了解和關係。在一段不會受到打擾的時間裡思考和書寫，效果最好。找一個安靜的環境，盡量避免干擾。

不要期待第一次進行這個練習就會有重大的生活改變。這只是提供自己一個機會重新建立和崇高高力量的關係。冷靜地、一而再地再次肯定崇高力量的存在，那麼你對崇高力量的信心便會成長。

這個過程包含六個階段，它們的效果是逐步累積的，照著下列順序可以獲得最佳的效果。

### 人生階段

用「崇高力量學習單」將你的人生區分成每十年一個階段。列出每一個階段你欣賞的英雄、你覺得睿智或成功且讓你想要仿效的人。他們可以是你個人認識的人，不論活著或已經過世；也可以是你沒有機會結識的人，如：神話人物、歷史人物、宗教人物，或書本、電視電影裡的角色。

範例：父母、祖父母、其他親人；聖人、牧師、先知、作家、作曲家、詩人、老師、教練或政治人物。

簡述每個人物的獨特之處，及你希望或已經擁有與對方一樣的部分是什麼。

### 人生階段中收到的特別禮物

把你從這些人身上獲得的獨特之處列在崇高力量學習單上。

### 沉思默想

完成上述作業後，安靜坐下來，如果可以，放一些寧靜的音樂。將心思集中在萬花筒的意象上。閉上你的眼睛，讓所有你珍視的元素混合在一起。不需要試圖改造浮現出來的的影像，就讓它自己發展。在你沒有施加任何特別引導的情況下，它會自然地向你顯現。接受這個影像此刻正在你心中形成。放鬆，然後容許你自己浮現出一個慈愛且崇高力量的概念。創造性的思想，會將所有那些特殊人物沐浴在神的愛之光輝中的景象，呈現給你。允許自己內心感謝神，因為神曾是清單上那些人生命中的一部分。想像在你放鬆、感到平靜、安全、獲得接納、理解、愛和支持時，崇高力量與你同在。你和神的關係開始讓你可以毫無保留地分享任何事。

### 沉思默想的結果

慢慢張開你的眼睛，並回到當下。當你準備好，在沒有中斷的情況下，試著把你在此練習所經驗到的崇高力量，透過繪畫或書寫的方式記錄下祂的形象。列出對你特別重要的部分。

### 與你的崇高力量對話

最後有一個步驟可以幫助你和崇高力量接觸：禱告和沉思默想。有時候經過引導的默想比較容易。一個方法是單純地放鬆一會兒。將心思聚焦在崇高力量帶著慈愛與你同在，並充滿你的心中。等待任何想法出現，並不帶評斷地把它們寫下來。記下你自然滋生出來的感覺。沒有任何事是不重要的。試著捕捉腦海中浮現的每個字眼和影

像。或許看起來很愚蠢、沒有意義或可笑，但把它寫下來就是了。不要思考你在做什麼，或想要讓你寫的東西有意義可言。

　　規律地藉此與禱告和沉思默想銜接起來，這個練習便可以幫助你專注在崇高力量帶著洞察、愛、引導前來協助你的方式。


一些對這個階段可能有幫助的建議包括：
- 書寫時閉上眼睛。
- 避免盯著作業本。
- 不要理會標點符號。
- 用非慣用的那隻手來書寫（假如你慣用右手，便用左手書寫），藉此維持自動書寫。
- 讓對話發生。你是崇高力量的筆，祂透過你與你溝通。


寫作時間限制在十五分鐘左右。

# 崇高力量學習單

## 人生階段

| 例子 | 1-10 | 11-20 | 21-30 |
|---|---|---|---|
| 祖父母<br>　愛<br>　遊戲時間<br>　舉止<br>　忠告 | | | |

| 31-40 | 41-50 | 51-60 | 61-70 |
|---|---|---|---|
| | | | |

# 崇高力量學習單

## 人生階段中收到的特別禮物

愛 _____    _____

忠告 _____    _____

玩樂 _____    _____

_____    _____

_____    _____

_____    _____

_____    _____

_____    _____

_____    _____

_____    _____

_____    _____

_____    _____

_____    _____

_____    _____

_____    _____

_____    _____

_____    _____

_____    _____

_____    _____

_____    _____

_____    _____

_____    _____

## 我的個人日誌

作為康復旅程的一部分,持續把有意義的經驗記錄下來,是很有幫助的。下面是如何記錄個人經歷的例子。

## 日誌開始

*3月20日:我今天早上看到珍。我們一起工作八年了,整個早餐時間我都在講以前辦公室的悲慘時光。我傾吐所有的八卦跟垃圾,當我們分開的時候,我覺得很糟,就像回到當時一樣。我頭很痛,胃也像打結了。回家的路上,我在想我為何不聊聊她的家人,為何不問她是否完成學位。我一直在想為什麼我這麼負面與痛苦。最後,我決定停止問自己,並轉而問神。答案沒有降臨⋯⋯但我知道終究會有的。*

# 步驟四

# 徹底而無懼地盤點我們自己在品行上的強弱之處

## 認識步驟四

如果我們獨自生活而且看不見的話，就會有一些特殊的需求。例如，我們會覺得光憑自己很難徹底打掃家裡，可能要請一個眼力好的朋友來幫忙；他可以看到並指出遺漏但需要清掃的地方，而且我們還希望他可以幫忙清掃。

在步驟四，我們要去理解生活裡需要注意的部分。我們也要知道自己無法看到全部。「否認」讓我們對角落的灰塵視而不見，低自尊也讓我們忽視生活的美好與價值。在這個步驟，崇高力量將扮演一位關心我們的朋友。神會打開我們的眼睛去看到自己生命中需要改變的缺點，並幫助我們運用強項成長。

## 執行步驟四

就像做生意會盤點庫存，在步驟四我們也要盤點反省我們的生命。我們帶著寫字夾板，從生命長廊的這端走向彼端，註記下弱點跟強項。對於「關係」，我們要好好反省憤慨與怨恨，但也細察帶著愛和健康的關係。對於「溝通」，我們註記下謊言，但也列出和他人的正向互動。這個過程，我們可以請求崇高力量幫助，因為祂比我們更了解我們所擁有的。

## 為步驟四做準備

　　承認「否認」在生活中發揮作用，便是為步驟四做準備。也要準備請求崇高力量，讓我們有勇氣去面對那些受到「否認」庇護的部分。準備工作還包括擬出辦法，在這盤點過程之中和之後給自己鼓勵。鼓勵可以有很多種方式，但目的都相同：支撐自己切實盤點並持續進行。我們不應低估鼓勵的需要。十二步驟並不是容易的過程，步驟四尤其吃力。

## 步驟四的禱文

### 點亮蠟燭

喔，我所認識的神啊，
請在我心中點亮一支蠟燭，
好讓我看見那裡有什麼，
並清除過去的那些殘骸。

（取自《十二步驟禱文》〔*12 Step Prayers for A Way Out*〕，33頁。）

　　**步**驟四開啟我們旅程的成長階段。在這裡，我們檢視自己的行為，擴展對自己的理解。這項自我探索的冒險，從步驟四開始，會一路持續到步驟七。在接下來的四個步驟，我們將做出一份個人盤點，並和十二步驟計畫裡的其他人討論，還要請求神清除我們的缺陷。全然誠實地進行盤點，對於自我探索來說是不可或缺的，而自我探索是康復的基礎。自我探索讓我們得以移除阻止自我了解的障礙，並真誠地承認自己對生命最深的感受。

步驟四幫助我們接觸自己的「陰暗面」，這個部分被我們隱藏許久，是被壓抑的本質。在盤點的過程中，我們將會增加並擴大對自身行為的了解。我們會了解，「陰暗面」是整體本質裡不可少的一部分，必須予以接受。陰暗面隱藏了怨恨、恐懼及其他受到壓抑的感受。當我們開始看清自己，我們將學習去接受全部的自己，包含好與壞。這樣的接納能讓我們放手探索從童年開始為了生存而發展出來的行為；在童年動盪的環境中，這些行為能保住我們的小命，但到了成年後依然持續的話，會讓我們無法正常生活。

「否認」是我們早在童年時期就學會的關鍵生存技巧，它把我們囿限在一個偽裝的世界裡，從而阻礙了情緒的發展。我們常會幻想自己的處境比實際要好。否認可以保護我們免於去感受，也幫助我們壓抑家庭環境所帶來的痛苦。我們的羞愧及罪惡感導致我們默不作聲，而不是誠實接受並面對遭受他人嘲笑的恐懼。這樣的退縮阻礙我們成為成熟、情緒健康的成人。當自我探索展開時，我們便要開始去察覺否認在生命裡扮演的角色。了解這一點，便是接納個人真實過往的基礎。

開始為盤點做準備以前，需要先處理怨恨及恐懼這兩個議題。對傷害過我們的人事物抱持怨恨，會讓自己的心思無法容下其他事物，並限制我們活在當下的能力。怨恨是隱藏痛苦傷害所造成的結果，而這些傷害使生活失去了光彩；它會引發怒氣、挫折與憂鬱。怨恨沒有解決，身、心就可能出現病痛。

恐懼則限制了我們理性思考的能力。當恐懼出現，我們就很難看清當下真正的處境。恐懼是其他壓抑及痛苦的根源。它妨礙我們誠實表達自我，阻止我們使用適當方法回應威脅情境。所以如果要改變行為，首先就必須面對並接受恐懼。當我們承認恐懼，自尊會隨著暫時低落；幸運的是，如果我們更願意去仰賴崇高力量，自尊終將會恢

復。

　　準備進行盤點時，需要尋求崇高力量的引導。我們在步驟二跟步驟三重新建立了自己與崇高力量的關係，現在我們請求神的幫助。我們要仔細查看過往的個人經歷，並承認從中所看到的一切。隨著這個過程的進行，我們會察覺到想要改變的需求。如果我們記住神與我們同在，這個任務將會容易許多。在神的幫助下，我們可以勇敢地回顧自己的強項與弱點。

　　步驟四讓我們有可能了解到，某些童年學會的技巧可能並不適用於成人的生活。把自己的不幸怪罪到他人頭上、推卸自己造成傷害的責任以及抗拒事實真相，都是我們必須摒棄的行為模式。這些行為都是在人生的早年發展出來，進而轉變成性格缺陷。願意誠實面對所揭露出來的這一切，會讓我們的心智一片清明，這對維持康復是不可或缺的。

　　完成步驟四的過程中，將我們的想法寫下來是有價值且必要的。書寫的過程能把四處遊走的思緒集中起來，讓自己專注於正在發生的事情上。這樣往往能讓被壓抑的感受浮現出來，讓我們對自己及行為有更深的了解。無懼地盤點自身的品行，可以協助我們洞察自己的優缺點。不過自我批判不是目的，我們必須要做的是接受所發現的任何一切，因為我們知道這個探索只是邁向健康生活的步驟之一。我們務必誠實並徹底完成步驟四。

## 個人省思

　　否認來自童年的環境，而我們無法控制那個環境。這是我們用來應付周遭困惑、不穩定和暴力的成人的方式。我們將發生的事合理化，替他們那些不可接受的行為捏造可接受的理由。藉此，我們不理會混亂，否認龐大的問題存在。長大後，我們的否認持續保護我們免

於面對現實，幫助我們躲在錯覺及幻想之後。

1. 你用什麼方式逃離現實？ _____

_____

2. 描述一下什麼樣的行為讓你想起自己有欺瞞的傾向。 _____

_____


　　否認是我們童年時保護自己的許多做法之一，它有很多面向且容易加以偽裝；它以不同方式出現，且以各種樣式運作。一些容易辨識的形式如下：


**簡單否認**：假裝真的存在的東西不存在（例如：忽視可能是問題表徵的生理症狀）。

**低估**：承認問題，但拒絕正視其嚴重性（例如：只承認使用太多藥物，但事實上已達到成癮的程度）。

**責怪**：發現問題後，責怪是他人造成（例如：責怪其他人導致自己孤立）。

**藉口**：為自己或他人的行為找藉口、辯解、辯護和其他的解釋（例如：打電話為夥伴請病假，但其實他是喝醉了）。

**一概而論**：用一概而論的態度處理問題，迴避去覺察狀況涉及的個人及情緒層面（例如：你知道朋友失業的潛在原因是沒有責任感，但你仍同情他失業了）。

**閃躲**：為了避免威脅性的話題而改變談話主題（例如：當配偶在談論透支的帳目時，你卻在提天氣）。

**攻擊**：提及現狀就變得生氣、暴躁，藉此躲避問題（例如：當上司提到工作拖延的問題時，你就開始爭論工作待遇）。

3. 說明否認以哪些方式造成你的痛苦與窘迫。_____

_____

4. 你認為否認最常出現在自己生活的哪些領域裡？_____

_____

　　進行個人盤點跟清理衣櫃很像。我們先確認自己有些什麼，然後仔細檢視想要留下什麼，接著丟棄已經用不著的。不需要一次全部完成，但終究必須要做。如果我們每次完成一部分，將能清理得更徹底，而且長期的結果會更好。就如同衣物會觸發過去的回憶，我們的盤點也可能促發正、負向的回憶。逝者已矣，不需要逗留在其中；這個回顧過往只是幫助我們了解目前行為模式的工具，現在我們關心的主要是未來。

5. 對於過去的回憶，你有哪些焦慮？_____

_____

6. 對於個人盤點，你害怕些什麼？_____

_____

　　在步驟四，我們將觸及許多自童年開始就一路伴隨我們的行為及態度。更加明白自己如何被養育長大，就能幫助我們了解現在的行為是過去為了在自己無法控制的環境中生存所致。身為成年人，我們現在可以為自己選擇一個不一樣的生活方式。我們可以學習用培養自己成長的方式來自我引導。審視優缺點的時候，我們會知道自己哪些方面需要強化，哪些只要明智選擇就能展現優勢。我們可以使用這個盤點來判斷生命中哪些方面需要改變，哪些方面似乎已經達到我們的期待。

7.條列出你童年的適應行為。哪些行為你最常重複？＿＿＿＿＿＿＿

＿＿＿＿＿＿＿＿＿＿＿＿＿＿＿＿＿＿＿＿＿＿＿＿＿＿＿＿＿＿＿＿

8.哪些行為最嚴重損害你的生活？請加以說明。＿＿＿＿＿＿＿＿＿

＿＿＿＿＿＿＿＿＿＿＿＿＿＿＿＿＿＿＿＿＿＿＿＿＿＿＿＿＿＿＿＿

　　我們下一個任務是去審視怨恨，並辨識怨恨所帶來的破壞。它是頭號罪犯，經常也是心靈疾病的主因。條列出自己的怨恨時，我們便會看到它們如何影響自尊、幸福及個人關係。抱持怨恨不放，會造成壓力、焦慮及無法控制的怒氣。如果不予以解決，將會發展出嚴重的情緒及生理後果。如果我們容許怨恨蔓延開來，就是不自覺地賦予它們影響生活的力量。嚴重的憂鬱可能會發生，最終毀壞了我們的生活。

9. 列出你主要的怨恨。它如何干擾你的生活？＿＿＿＿＿＿＿＿＿

＿＿＿＿＿＿＿＿＿＿＿＿＿＿＿＿＿＿＿＿＿＿＿＿＿＿＿＿＿＿＿＿

10.列出你因為怨恨而生氣的情境。＿＿＿＿＿＿＿＿＿＿＿＿＿＿＿

＿＿＿＿＿＿＿＿＿＿＿＿＿＿＿＿＿＿＿＿＿＿＿＿＿＿＿＿＿＿＿＿

　　破壞力最強的第二號罪犯是恐懼。開始自我審視時，恐懼是我們最強烈感受到的情緒。當恐懼出現，我們對於否認、忽略、逃避現實的需求便節節上升。我們不貼合事實的觀點會強烈誇大，並強化情緒反應。恐懼會造成巨大的痛苦。它攻擊我們的身體，並引起憂慮到恐慌等等感受。當恐懼出現，我們變得緊張、噁心或失去方向。盤點自己的恐懼時，可能會發現它是我們無法做出決定的直接後果；或者，我們相信如果能做出正確的決定，事情將會變得不同。而一些最棘手的決定，直接牽涉到我們明知必須設立的界限。恐懼是我們無法掌制

生活時的第一個反應，它與信心剛好相反。當我們恐懼時，我們會覺得失控，並懷疑神有能力給予協助。

11. 列出你主要的恐懼。它如何干擾你的生活？_____

_____

12. 強化你與崇高力量的關係，可以如何幫助你克服怨恨和恐懼？_____

_____

　　面對我們的怨恨及恐懼需要很大的勇氣。我們過去傾向關閉自己的感受。現在我們要開始檢視過去未曾探索過的領域。了解神在每一個步驟會陪伴並幫助我們，是很重要的。在神的幫助及理解下，痛苦將會減輕。

13. 你從哪些方面了解到你對崇高力量的信心正在增長？_____

_____

　　進行步驟四的盤點時，其中一環是要查看自己的性格特質，並檢視強項與弱點。我們的強項會表現在行為上，並且對自己和他人都有正向影響。我們的弱點會顯露在對自己和他人造成不良影響的行為中。在有能力糾正出現問題的領域前，我們需要接受並檢視這兩者。當我們探索我們如何成為現在的自己，便開啟了了解之門：我們是如何形成掌管自己行動的想法、信念和態度。這不需要治療上好幾年光陰，只要誠實地思索那些養成我們生存技巧和塑造現今性格特質的力量、影響及需求。

14. 你認為你主要的優點是什麼？它如何支持你？ _____

_____

15. 你認為你主要的弱勢是什麼？它如何傷害你？ _____

_____

　　在進行盤點時，我們可能會面臨一些困難。如果我們在某個點受阻，可能就是否認在發揮作用了。我們需要暫停下來，省思一下自己企圖要做什麼，分析自己的感受。我們也必須尋求神的幫助。在這樣的時刻，神的出現對我們來說至關重要，我們必須樂於尋求神的支持。

16. 指出並解釋任何在盤點時出現的抗拒。 _____

_____

17. 過去的哪些傷害及失敗讓你感到憂鬱？ _____

_____

　　我們所進行的盤點是為了自己好，而不是為別人。這能夠幫助我們在接納自己上有重大突破，並且帶領我們在康復之路上更進一步。到了步驟五、六和七時，我們的旅程將陸續展開，承認關於自己的事實，與他人討論，最後則是請求神移除我們的缺陷。至於目前，我們的目標是專注於誠實而徹底的盤點。如果正確且真誠地完成，步驟四的工作將幫助我們從過去的束縛中重獲自由。

18. 沒有崇高力量的幫助，我們不可能擺脫那些不想要的行為。請用自己的話，邀請神前來幫助。 _____

_____

19. 你可以做些什麼來幫助自己專注在步驟四的盤點上？（例如：養成每天盤點的習慣、騰出時間思考跟反省、與夥伴一起進行、閱讀步驟四的內容……等等）

## 小組團體分享

20. 這個步驟有哪三個問題讓你想與其他人分享？

21. 你希望可以獲得小組成員怎麼樣的支持，來幫助你完成步驟四？

22. 步驟四是一個困難的步驟。描述任何你可能經驗到的抗拒或沮喪。

## 關鍵概念

**品行盤點**：品行盤點是一個條列自身強弱項目的清單。就我們的目的來說，弱項也包含錯誤、性格缺陷、過錯與缺點。我們在神的幫助下周詳地完成這個盤點。這是對我們有益的工作。

**生存技巧**：生存技巧是我們為了保護自己不受童年混亂的家庭環境影響，而發展出來的慣用防衛方式。這些早年的生存技巧跟隨著我們到成年，使我們的困境加劇。

**否認**：否認是關鍵的生存技巧。我們藉由不承認任何事出了差錯，來保護自己；我們忽略真正的問題，以一堆精心編造的解釋、合理化以及分散注意力來取而代之，例如：低估、責備、藉口、一概而論、閃躲、攻擊等。

**怨恨**：怨恨是康復之中必須要予以移除的主要障礙。我們對那些我們

認為會威脅到安全或福祉，或是會帶來傷害的人，所抱持的痛苦與憤怒，便是怨恨。如果不予以移除，我們的怨恨會阻礙進展及成長。

**恐懼**：恐懼通常是我們面對新事物的第一個反應。我們帶著恐懼面對改變，因為事物紛至沓來讓我們感受到威脅。恐懼會引起生理反應，首先是腎上腺素分泌，最後使得全身進入警戒狀態。這個警戒狀態通常會造成持續且沒有必要的緊繃，也可能發展成壓力相關的疾患。

**陰暗面**：雖然「陰暗面」聽起來古怪或不熟悉，但光明跟黑暗之間的交戰卻是事實。黑暗跟陰暗面的概念說明了這世界的邪惡面，以及我們自己墮落的本質。「陰暗面」代表我們內在帶有的黑暗；就像我們的陰影隨著我們的一舉一動而行，我們黑暗的一面也總是伴隨著我們。對照於白天的光亮之下，我們的陰暗面最是顯露無遺。

## 筆記

---

---

---

# 團體活動

活動一：這是我的耳朵
目標：用否認來取笑我們的難題。

□ 站著圍成一個圈圈，並指定某人擔任鬼。
□ 鬼摸著自己耳朵，但說出口的並不是「這是我的耳朵」，而可能以「這是我的手肘」來取代。然後他迅速指派下一個人接續。
□ 被指到的人必須觸摸自己的手肘並且說「這是我的耳朵」，而且要在鬼數到十之前完成整個任務。如果此人沒做到，就變成鬼；如果成功了，鬼就得繼續指派下一位（註：可以使用身體其他部位來進行，例如，鬼可以指著眼睛說「這是我的膝蓋」，被點到的人就必須指著自己的膝蓋說「這是我的眼睛」）。
□ 在團體遊戲結束後，可以討論生活中我們否認事實的可笑方式。

活動二：你做到了！
準備材料：一個柔軟的小物品，像是小枕頭、填充玩具或紙
　　　　　團。
目標：以有趣的方式體驗責備的概念。

□ 指定一位當鬼，讓他背對團體。
□ 將柔軟的物品遞給某位團體成員，讓他丟向鬼。
□ 鬼被打到後，要轉過身來責罵那位他認為是丟東西打他的人。如果他猜對了，丟的人就變成鬼；如果猜錯，就要繼續當鬼。
□ 遊戲結束後，可以討論我們在生活當中曾遭到誰打擊，以及我們如何浪費時間去責備與抱持怨恨不放。

活動三：悼詞

準備材料：一個足夠讓一人躺下的獨立房間。

目標：促使某個小組團體成員去體驗互相給予肯定的重要性。

我們認為悼詞（eulogy）只會在喪禮中聽到，但這個語
詞來自於希臘文「好話」的意思。這個活動提醒我們，
要趁我們都還活著的現在，對彼此說出關於對方的好
話。

□ 詢問團體裡誰自願為今天的活動而死；以玩笑的態度提醒大家只死
今晚而已。如果有超過一位的自願者，選擇團體成員最熟識的那
位。

□ 自願者選出之後，告知團體你需要將死者帶至另一個房間做些準
備。

□ 將自願者帶至另一個房間，讓他面朝上躺下，雙手交疊在胸前，閉
上眼睛，到活動結束之前都要躺著保持不動。

□ 將其他成員帶至自願者躺著的房間，以非常莊嚴的態度說明我們的
朋友已經逝世，而我們前來瞻仰紀念他。邀請成員分享此人的生命
如何影響過自己。讓大家說出對於躺在面前的自願者的好話與肯
定。

□ 如果時間允許，請大家表達如果此人還活著的話，想對他說些什麼
鼓勵。

□ 最後，讓自願者起身回到人世，並請他分享聽到這些肯定時有何感
受。然後提醒大家，不必非得等到喪禮才這樣做；我們可以隨時表
達我們的「好話」──愈早愈好。

## 進行盤點的重要指標

步驟四盤點指標的內容，與其他十二步驟中所使用的有所不同。這些指標強調的是，家中出現物質濫用或其他造成傷害的行為的個人身上，最為常見的行為和情緒。進行盤點時，選擇特別適用於你的情況的部分。不要想一次處理所有特質。現在，只先從那些你覺得比較可以處理的部分開始，之後再回來處理困難的部分。聚焦在最近的事件，並盡可能精確地記錄下一言一行。慢慢來。寧願只徹底地完成一部份，也不要全都做了卻不夠完整。

這個盤點從怨恨及恐懼開始，接著是一系列要加以檢視的感受與行為。這個過程幫你為步驟五做好準備。你對於盤點的誠實與徹底，受益的主要會是你自己。很重要的是，要避免一概而論，盡可能具體明確。

在弱項特質之後，也有列出自己強項的機會。這個章節也包含一個「額外的盤點」，讓你記錄沒有列在其中的弱項與強項。

**備忘：** 步驟十包含一個特殊的盤點，讓你估量自己從步驟四最初的盤點以來所達到的進步。

## 怨恨

怨恨是許多心靈疾病的一個潛在原因，我們的心理跟生理疾病往往直接來自這些不健康的狀態。毫無疑問地，他人曾經傷害我們，我們也有合理的權利去感到怨恨。然而，怨恨懲罰的不是別人，而是我們自己。我們無法在心懷怨恨的同時去求得痊癒。請求神讓我們有寬恕對方的能力，才是釋放怨恨的上策。學習健康地處理怨恨，是我們康復過程當中重要的一部分。

**怨恨時，我們可能會：**
感到受傷、感到被忽略、感到自我價值低落、感到被侵犯、想報復、憤怒或苦澀

列出對你來說怨恨會成為問題的情況。

**範例：我怨恨我老闆，因為他不聽我解釋我為何沮喪。這影響了我的自尊。這引發了我未能表達的憤怒。這導致我感到**更加沮喪。

我怨恨＿＿＿＿＿＿＿＿＿＿＿＿＿＿＿＿＿＿＿＿＿＿＿＿＿＿

我怨恨＿＿＿＿＿＿＿＿＿＿＿＿＿＿＿＿＿＿＿＿＿＿＿＿＿＿

我怨恨＿＿＿＿＿＿＿＿＿＿＿＿＿＿＿＿＿＿＿＿＿＿＿＿＿＿

**自我評估：**從 1 到 10 的評分中，怨恨在你生活中的負向影響程度如何？1 代表負向影響很小，10 代表很大。圈出符合你今天情況的分數。

| 1 | 2 | 3 | 4 | 5 | 6 | 7 | 8 | 9 | 10 |
|---|---|---|---|---|---|---|---|---|----|

## 恐懼

恐懼是許多心靈疾病的一個潛在原因。當我們無法控制情況時，恐懼便是第一個我們感受到的反應。有許多心理跟生理疾病通常直接來自於這個有害健康的情緒。恐懼常常會妨礙我們看見可以有效針對引發恐懼的問題加以解決的不同選項。學習如何用健康的方法接受恐懼，是康復過程當中重要的一部分。

**當我們恐懼時，我們可能會：**
感到威脅、抗拒改變、感到被拒絕、為了生存而奮戰、面對終將一死的命運、預期失敗

列出對你來說恐懼會成為問題的情況。

**範例：**我對我配偶感到**恐懼**，因為我感覺永遠無法取悅他。**這影響了**我的自尊跟性慾。**這引發了**我被遺棄的恐懼。**這導致**我感到沒有價值跟憤怒。

我恐懼 _____

我恐懼 _____

我恐懼 _____

**自我評估：**從 1 到 10 的評分中，恐懼在你生活中的負向影響程度如何？ 1 代表負向影響很小，10 代表很大。圈出符合你今天情況的分數。

| 1 | 2 | 3 | 4 | 5 | 6 | 7 | 8 | 9 | 10 |

## 受到壓抑或不當表達的憤怒

　　憤怒是生長在混亂家庭中的人許多問題的主要根源。我們常會壓制這種情感，因為承認它會讓我們感到不適。在混亂的家庭中，動盪劇烈到使我們要不就是否認憤怒，要不就是不恰當地表達憤怒。自我保護會讓我們覺得比較安全，並希望我們的感受會消失。我們未曾覺察壓抑憤怒會造成嚴重的怨恨及沮喪。它所引發的生理狀況會發展成壓力相關的疾患。否認或不當表達憤怒會使人際關係出問題，因為我們無法坦率面對自己的感受，所以總是需要偽裝。

**當我們壓抑或不當表達憤怒時，我們可能會感到：**
怨恨、沮喪、焦慮、自憐、嫉妒、壓力

列出對你來說憤怒會成為問題的情況。

**範例：我對我的兒子不當表達憤怒，因為他的行為讓我丟臉。這影響了我的自我價值。這引發了我被拒絕的恐懼。這導致我感到自己不是稱職的家長。**

我壓抑或不當表達憤怒 _____

我壓抑或不當表達憤怒 _____

我壓抑或不當表達憤怒 _____

**自我評估**：從 1 到 10 的評分中，憤怒在你生活中的負向影響程度如何？1 代表負向影響很小，10 代表很大。圈出符合你今天情況的分數。

| 1 | 2 | 3 | 4 | 5 | 6 | 7 | 8 | 9 | 10 |

## 尋求認同

許多人都害怕不被認同與批評。孩童時期，我們拚命地想要父母、祖父母、手足與重要他人的認同。但大部分人都得不到，因此我們持續尋覓認可。這種行為會持續到成年期，並嚴重影響我們環繞著他人需求來規劃自己生活與思路的方式。我們並非尋求正向方式的認同，而是為了讓自己感覺良好以及討人歡心。這讓我們不去碰觸自我的感受與渴望，阻止我們去探索自己內在的欠缺及需求。我們尋求他人的回應，企圖掌控他們對我們的印象。我們持續努力取悅每個人，且通常會延續那些對我們造成傷害的關係。

**當我們需要獲得他人認同時，我們可能會：**
取悅他人、感到沒有價值、害怕失敗、忽略自身需求、害怕批評、缺乏自信

列出對你來說尋求認同會成為問題的情況。

**範例：我向朋友尋求認同，因為我想要自我感覺良好。這影響了我與朋友的關係。這引發了我被拒絕的恐懼。這導致我感到自己好像對任何人來說一點都不重要。**

我尋求認同_____

_____

我尋求認同_____

_____

我尋求認同_____

**自我評估**：從 1 到 10 的評分中，尋求認同在你生活中的負向影響程度如何？1 代表負向影響很小，10 代表很大。圈出符合你今天情況的分數。

| 1 | 2 | 3 | 4 | 5 | 6 | 7 | 8 | 9 | 10 |
|---|---|---|---|---|---|---|---|---|----|

## 照顧他人

　　孩童時期，我們常常為他人的擔憂和問題負起責任，即使那些遠超過我們能力所能處理。結果，我們正常的童年被剝奪了。不切實際的要求加諸在我們身上，再加上「小大人」這樣的稱讚，讓我們相信自己擁有神一般的力量。照顧他人讓我們的自信心提升，並感到自己是不可或缺的。這讓我們的生命有了目的。作為一個照顧者，我們對於混亂的情況感到如魚得水，因為從他人身上我們可以確認自己是被需要的。雖然我們常常對於他人予取予求卻不付出而感到怨恨，但我們也無法容許他人來照顧自己。我們不曾體會過照顧自己所帶來的欣喜。

**身為照顧者，我們可能會：**
變得互相依存、失去自我認同、忽略自我需求、拯救他人、覺得責任重大、覺得自己不可或缺

列出對你來說照顧他人會成為問題的情況。

**範例：我**照顧我男友的經濟問題，**因為**我想要他更愛我。**這影響了**我自己有財務需求時可運用的資金。**這引發了**我的怨恨及退縮的傾向。**這導致**我感到很孤單。

我照顧＿＿＿＿＿＿＿＿＿＿＿＿＿＿＿＿＿＿＿＿＿＿＿＿＿＿＿

我照顧＿＿＿＿＿＿＿＿＿＿＿＿＿＿＿＿＿＿＿＿＿＿＿＿＿＿＿

我照顧＿＿＿＿＿＿＿＿＿＿＿＿＿＿＿＿＿＿＿＿＿＿＿＿＿＿＿

**自我評估：**從 1 到 10 的評分中，照顧他人在你生活中的負向影響程度如何？1 代表負向影響很小，10 代表很大。圈出符合你今天情況的分數。

| 1 | 2 | 3 | 4 | 5 | 6 | 7 | 8 | 9 | 10 |
|---|---|---|---|---|---|---|---|---|----|

## 控制

　　孩童時期，我們對於生活當中的環境或事件，很少能或幾乎沒有辦法加以控制。成年後，我們對於自我感受及行為有驚人的控制需求，也想去控制他人的感受及行為。我們在生活中變得死板且無法順其自然。在完成任務或處理問題上，我們只信任自己。我們操控他人，以獲得他人認同並維持控制好讓自己感到安全。我們害怕如果放棄這個掌控的角色，生活將會惡化。當我們的權威受到威脅，我們會覺得有壓力且焦慮。

**因為我們需要取得控制，我們可能會：**
對於改變過度反應、變得苛刻與死板、害怕失敗、缺乏信任、操控他人、變得偏執

列出對你來說控制會成為問題的情況。

**範例：我試圖控制**我的十九歲兒子，**因為**我害怕失去他。**這影響了**我和他的溝通。**這引發了**我被遺棄的恐懼。**這導致**我感到非常驚恐與軟弱。

**我試圖控制** _____

**我試圖控制** _____

**我試圖控制** _____

**自我評估**：從 1 到 10 的評分中，控制在你生活中的負向影響程度如何？1 代表負向影響很小，10 代表很大。圈出符合你今天情況的分數。

| 1 | 2 | 3 | 4 | 5 | 6 | 7 | 8 | 9 | 10 |
|---|---|---|---|---|---|---|---|---|----|

## 害怕被遺棄

　　害怕被遺棄是我們童年發展出來應對壓力的反應。孩童時期，我們觀察到成人的行為無法預料，從不知道父母會不會天天都陪伴在自己身旁。許多人在生理上或情感上遭到遺棄。當我們的父母成癮愈來愈嚴重，他們無法擔任親職的情形就每況愈下。在還是孩子時，我們根本不重要；成年後，我們選擇的伴侶會傾向於可以與對方重覆過去模式的人。我們嘗試去配合另一半的需求，以避免經歷遭受遺棄的痛苦。我們需要減少遭受遺棄的可能性，更甚於處理議題或衝突。這樣的行為導致缺乏溝通的緊繃環境。

**害怕被遺棄時，我們可能會：**
感到不安全、過度擔心、變得互相依存、成為照顧者、感到被拒絕、避免落單

列出對你來說害怕被遺棄會成為問題的情況。

**範例：我害怕被我先生遺棄，因為他不太關注我的狀況。這影響了我心裡的平靜。這引發了我想照顧及操控他。這導致我感到非常驚恐及脆弱。**

我害怕被遺棄 _____

_____

我害怕被遺棄 _____

_____

我害怕被遺棄 _____

**自我評估：**從 1 到 10 的評分中，害怕被遺棄在你生活中的負向影響程度？1 代表負向影響很小，10 代表很大。圈出符合你今天情況的分數。

| 1 | 2 | 3 | 4 | 5 | 6 | 7 | 8 | 9 | 10 |
|---|---|---|---|---|---|---|---|---|----|

# 害怕權威

　　害怕權威角色可能來自於父母對我們不切實際的期待——希望我們做到超過自身能力可及的地步。我們認為權威人士對我們有超乎實際的期待，因此害怕無法符合所望。我們無法面對那些我們認為握有權力的人。他人單純只是展現自信的論斷，可能被我們解讀為生氣，這會導致我們感到受恐嚇且變得過度敏感。無論自己多有能力，我們與他人相較之下總會得出自己遜人一籌的結論。因此為了避免面質或批評，我們不斷地讓步妥協。

**害怕權威可能造成我們：**
拿自己與他人比較、對人不對事、害怕被拒絕、被動反應而非主動行動、害怕不適任、變得自負

列出對你來說害怕權威會成為問題的情況。

**範例：我害怕**我老闆，**因為**我不想讓他知道我覺得自己有多不適任。**這影響了**我在他身邊的表現。**這引發了**我想要自我隔離起來的需求——我試著不引人注意。**這導致我**感到自己幼稚且不成熟。

我害怕＿＿＿＿＿＿＿＿＿＿＿＿＿＿＿＿＿＿＿＿＿＿＿＿＿＿

＿＿＿＿＿＿＿＿＿＿＿＿＿＿＿＿＿＿＿＿＿＿＿＿＿＿＿＿＿＿

我害怕＿＿＿＿＿＿＿＿＿＿＿＿＿＿＿＿＿＿＿＿＿＿＿＿＿＿

＿＿＿＿＿＿＿＿＿＿＿＿＿＿＿＿＿＿＿＿＿＿＿＿＿＿＿＿＿＿

我害怕＿＿＿＿＿＿＿＿＿＿＿＿＿＿＿＿＿＿＿＿＿＿＿＿＿＿

＿＿＿＿＿＿＿＿＿＿＿＿＿＿＿＿＿＿＿＿＿＿＿＿＿＿＿＿＿＿

**自我評估：** 從 1 到 10 的評分中，害怕權威在你生活中的負向影響程度如何？1 代表負向影響很小，10 代表很大。圈出符合你今天情況的分數。

| 1 | 2 | 3 | 4 | 5 | 6 | 7 | 8 | 9 | 10 |
|---|---|---|---|---|---|---|---|---|---|

## 凍結感受

多數人對於表達感受有困難，甚至不了解自己有這些感受存在。我們懷有很深的痛苦以及罪惡感和羞愧。孩童時期，我們的感受招來的是不贊同、憤怒與拒絕；為了生存，我們學會隱藏或完全抑制感受。到了成年後，我們已經不再明白感受為何。我們只准許自己擁有「可接受的感受」來保持「安全」。我們真實的本質已被扭曲，這樣我們才能保護自己遠離實際發生的現實。扭曲及壓抑感受會造成怨恨、憤怒及憂鬱，而這些通常會導致身體疾病。

**凍結感受時，我們可能會：**
無法覺察到自己的感受、感到憂鬱、扭曲感受、在關係中掙扎、生病、拒絕交談

列出對你來說凍結感受會成為問題的情況。

**範例：我抑制**對配偶的感受，因為我不想受傷。**這影響了我**的行動並限制了我與他溝通的能力。**這引發了我**想要自我隔離起來的需求，且因此被指責是漠不關心與不體貼。**這導致我感到**非常孤單寂寞。

我抑制我的感受＿＿＿＿＿＿＿＿＿＿＿＿＿＿＿＿＿＿＿＿＿＿＿
＿＿＿＿＿＿＿＿＿＿＿＿＿＿＿＿＿＿＿＿＿＿＿＿＿＿＿＿＿＿＿

我抑制我的感受＿＿＿＿＿＿＿＿＿＿＿＿＿＿＿＿＿＿＿＿＿＿＿
＿＿＿＿＿＿＿＿＿＿＿＿＿＿＿＿＿＿＿＿＿＿＿＿＿＿＿＿＿＿＿

我抑制我的感受＿＿＿＿＿＿＿＿＿＿＿＿＿＿＿＿＿＿＿＿＿＿＿
＿＿＿＿＿＿＿＿＿＿＿＿＿＿＿＿＿＿＿＿＿＿＿＿＿＿＿＿＿＿＿

**自我評估**：從 1 到 10 的評分中，凍結感受在你生活中的負向影響程度如何？ 1 代表負向影響很小，10 代表很大。圈出符合你今天情況的分數。

| 1 | 2 | 3 | 4 | 5 | 6 | 7 | 8 | 9 | 10 |
|---|---|---|---|---|---|---|---|---|----|

## 不負責任

孩童時期，生活混亂到我們覺得自己做什麼都沒用。我們的榜樣是不可靠且不負責任的，所以我們不知道什麼才是常態。罩在我們頭上的期待根本超過我們能力所及；我們無法成為每個人所期待的樣子，因此放棄去嘗試。我們不是與成功的手足一較長短，而是疏離、放棄。成年後，我們變成不負責任的人。在主動展開行動前，我們等待事情出現改變。我們相信生命對我們如此不公，所以無須對自己當前的情況負責。我們被自己的困難淹沒，卻不知道可以如何改變。

**不負責任時，我們可能會：**

變得疏離、自認像受害者、低成就、顯得不在意、期待他人關照我們、有錯誤的自負

列出對你來說不負責任會成為問題的情況。

**範例：**太多期待加諸在我身上時，**我表現得不負責任，因為**我知道我無法做到家人所想要的。**這影響了**我的自尊。我想要自我隔離並躲藏起來。**這引發了**我的怨恨與氣憤。我恨這些人期待我做這些。**這導致我**感到罪惡與害怕。

**我表現得不負責任** _____

_____

**我表現得不負責任** _____

_____

**我表現得不負責任** _____

_____

**自我評估：**從 1 到 10 的評分中，不負責任在你生活中的負向影響程度如何？1 代表負向影響很小，10 代表很大。圈出符合你今天情況的分數。

| 1 | 2 | 3 | 4 | 5 | 6 | 7 | 8 | 9 | 10 |
|---|---|---|---|---|---|---|---|---|----|

## 自我隔離

　　我們通常會發現，在自己覺得不自在的環境中退縮起來會比較有安全感。藉由自我隔離，我們避免他人看到真正的自己。我們告訴自己，我們沒有價值，因此不值得愛、關注或接納。我們也告訴自己，只要不表達自己的感受，就不會遭到責罰或傷害。與其冒險，我們寧願選擇躲藏，以便排除必須面對後果難以預料的情況。

**自我隔離時，我們可能會：**

害怕被拒絕、感到被擊潰、拖延、膽小害羞、孤單、覺得自己是異類

列出對你來說隔離自我會成為問題的情況。

**範例：我自我隔離於我的配偶，因為他／她對我不好。這影響了我的自尊。這引發了我的負向自我對話及氣憤。這導致我感到沒價值且愚蠢。**

我自我隔離於 _____

我自我隔離於 _____

我自我隔離於 _____

**自我評估：**從 1 到 10 的評分中，自我隔離在你生活中的負向影響程度如何？1 代表負向影響很小，10 代表很大。圈出符合你今天情況的分數。

| 1 | 2 | 3 | 4 | 5 | 6 | 7 | 8 | 9 | 10 |
|---|---|---|---|---|---|---|---|---|----|

# 低自尊

　　低自尊根植於孩童時期，在這時期我們很少獲得鼓勵去相信自己有能力勝任事情或是重要的。因為持續受到批判，我們相信自己是「壞的」且是許多家庭困難的原因。為了得到接納，我們更加努力去取悅他人，但愈努力，愈感到挫折。低自尊影響我們設定與完成目標的能力。我們害怕冒險。事情出錯時我們感到需要負起責任，但當事情順利，也不歸功於自己，甚至覺得自己不值得邀功，且相信這一切不會持續太久。

**感到低自尊時，我們可能會：**
解救或取悅他人、與他人隔離開來、無法展現自信、負向的自我形象、顯得能力不足、害怕失敗

列出對你來說低自尊會成為問題的情況。

**範例：**被要求在他人面前說話時，**我感到低自尊**，因為我相信每個人都知道我有多麼無價值與無足輕重。**這影響了我**條理分明地說話的能力。我說話含含糊糊、找藉口，而且為自己的表現道歉。**這引發了我**的自我憎恨與負向自我對話，事後想要躲起來。**這導致**我感到無望。

**我感到低自尊**＿＿＿＿＿＿＿＿＿＿＿＿＿＿＿＿＿＿＿＿＿＿

**我感到低自尊**＿＿＿＿＿＿＿＿＿＿＿＿＿＿＿＿＿＿＿＿＿＿

**我感到低自尊**＿＿＿＿＿＿＿＿＿＿＿＿＿＿＿＿＿＿＿＿＿＿

**自我評估：**從 1 到 10 的評分中，低自尊在你生活中的負向影響程度如何？ 1 代表負向影響很小，10 代表很大。圈出符合你今天情況的分數。

| 1 | 2 | 3 | 4 | 5 | 6 | 7 | 8 | 9 | 10 |
|---|---|---|---|---|---|---|---|---|----|

## 過度負責

　　孩童時期若家庭功能失常，我們會對父母的問題感到應負起責任。我們嘗試成為「模範孩子」，並以自認為他人想要的方式去安排事物。我們相信自己應該對他人的情緒及行為負責——即使是事件的後果。今天我們對於他人的需求仍然超級敏感，並且嘗試負起幫助他們滿足需求的責任。對想要變得完美的我們來說，這是重要的。我們自願去做事，好讓人們感激自己。我們的責任感讓我們變得過度承諾，而且傾向於承擔超過自己能力可以有效處理的份量。

**過度負責時，我們可能會：**
把生活看得太嚴肅、過度成就、顯得死板、成為完美主義者、操控他人、錯誤的自負

列出對你來說過度負責會成為個問題的情況。

**範例：**當工作無法很順利時，**我感到過度負責，因為我覺得這是我的錯。**這影響了我的健康，我極端緊張，導致頭痛。這引發了我的怨恨及憤怒。我恨這些讓我承擔所有工作的人。**這導致我感到罪惡。**

**我感到過度負責** _____

_____

**我感到過度負責** _____

_____

**我感到過度負責** _____

_____

**自我評估：**從 1 到 10 的評分中，過度負責在你生活中的負向影響程度如何？1 代表負向影響很小，10 代表很大。圈出符合你今天情況的分數。

| 1 | 2 | 3 | 4 | 5 | 6 | 7 | 8 | 9 | 10 |

## 不當表達性慾

　　我們學會把自己對性的感受認為是不自然或不正常的。因為與他人分享這些感受會令人尷尬，所以我們沒有機會去發展關於性慾的健康態度。還是小孩時，我們可能與同儕探索身體的性慾望而遭到嚴重懲罰，其中便傳達了一個訊息：「性是骯髒的，不能談論，而且要避免」。有一些人看到自己的家長非常不認同性事，甚至完全沒有性生活可言。我們也可能遭受過失控的家長或親戚性騷擾，因此對自己的性別角色感到不舒服。我們無法與另一半自在地討論性，因為害怕被誤解或遺棄。作為家長，我們可能避免與孩子討論性，並否認他們有發展性取向認同的需要。

**不當表達性慾時，我們可能會：**
喪失道德感、變得好色淫蕩、引誘他人、性冷感或無能、避免親密、覺得罪惡與羞愧

列出對你來說不當表達性慾會成為問題的情況。
**範例：**當配偶想要親密時，**我不當表達性慾，**因為我覺得骯髒與不討人喜愛。**這影響了**我們的關係。**這引發了**我對於配偶不能理解我的怨恨與氣憤，從而又使得我恨起這樣的自己。**這導致**我感到孤單。

我不當表達性慾＿＿＿＿＿＿＿＿＿＿＿＿＿＿＿＿＿＿＿＿＿＿＿

我不當表達性慾＿＿＿＿＿＿＿＿＿＿＿＿＿＿＿＿＿＿＿＿＿＿＿

我不當表達性慾＿＿＿＿＿＿＿＿＿＿＿＿＿＿＿＿＿＿＿＿＿＿＿

**自我評估：**從 1 到 10 的評分中，不當表達性慾在你生活中的負向影響程度如何？1 代表負向影響很小，10 代表很大。圈出符合你今天情況的分數。

| 1 | 2 | 3 | 4 | 5 | 6 | 7 | 8 | 9 | 10 |
|---|---|---|---|---|---|---|---|---|----|

## 性格優勢

仔細思量你在以下面向已經擁有的正向性格優勢：

**情緒方面**：對自己及他人有健康的感受或情感反應（例如：我可以感受到我對配偶及孩子的愛並能表達出來）。

---

**心靈方面**：與崇高力量有良好的連結（例如：我對崇高力量有堅決的承諾）。

---

**關係方面**：與他人維持正向及支持的互動（例如：我與某某有健康的友誼）。

---

**道德方面**：在思想及行動上符合適當的倫理及行為（例如：在考慮工作業務時，我有清楚的良知）。

---

**智識方面**：在心智活動上投入大量關注及精力（例如：我花時間閱讀及學習）。

---

**自我照顧／滋養方面**：給予自己明智的關注及照護（例如：我花時間去釣魚及做自己想做的事）。

---

## 額外的盤點

寫出你沒有列在步驟四的盤點中的強項與弱項

| 強項 | 弱項 |
| --- | --- |
|  |  |
|  |  |
|  |  |
|  |  |

# 對神、自己及所有人坦承我們錯誤行為的真正底蘊

## 認識步驟五

　　想像一幢關閉了好幾年的房子。每樣事物皆覆蓋了一層厚厚的灰塵，處處是敗壞的跡象：蛛網垂掛成的細絲就像派對的裝飾。空氣滯悶且瀰漫著腐壞的霉味。滿是灰塵覆蓋的披風上有無法辨識的小飾物。髒污的牆上掛著被遺忘的褪色照片。詭異的感受像多年前的鬼魂一樣徘徊不去。我們等不及要打開所有的門，拉開所有的布簾，讓所有緊閉的房間通通敞開。我們打開所有燈光並讓每一處黑暗、滿是灰塵的角落無所遁形。我們看著白天的亮光，掃除黑暗及陰影的魔鬼。

　　我們的人生就像一幢緊閉的房屋。我們所有可恥的祕密、尷尬的行為及被寵壞的希望藏在視野之外，我們人生的氣息腐敗，那是因為我們害怕向他人開了門窗後，遭到揭發、拒絕或羞辱。步驟五是我們的現身。當我們對神、對自己及其他人承認所犯錯誤的本質時，我們就是打開人生的門窗，將真實的自己展露出來。

## 執行步驟五

　　在步驟五，我們要帶著虔誠認錯的態度，將步驟四完成的盤點呈給崇高力量。步驟五的工作，便是對自己誠實，直視著自己念出我們的盤點。在這步驟，我們與可以信任的人分享這份盤點內容；這個人能夠理解，並且鼓勵我們而非給予譴責。步驟五的任務便是承認我們

的過錯。這並不容易，但絕對必要。

## 為步驟五做準備

步驟五的準備工作，需要安排一段不受干擾的時間，與神以及自己相處。也要真誠地尋找另一個人來與他分享。還需要請求神幫助我們完成這個步驟。有時候，我們很可能會對盤點內容加以飾潤或大事化小，而崇高力量便能賦予我們不留任何情面地誠實直面自己的勇氣。

## 步驟五的禱文

### 給我勇氣

神啊，
我從未告訴任何人我犯的錯，
我從未向神父坦白，甚至對我的狗也從未說過，
我把一切留在心中並試圖隱藏，
我太害怕以致於無法承認真實的自己，
請給我勇氣向某個人吐露我發現的一切。

（取自《十二步驟禱文》〔*12 Step Prayers for A Way Out*〕，40頁。）

步驟四奠下了讓我們辨識自身許多負面行為與想法的基礎，也提供一個記錄自己強項的機會；完成步驟四的盤點讓我們覺察許多跟自己有關的事實。這樣的認識可能讓我們覺得痛苦。我們的自然反應除了感到難過，也可能產生罪惡感，或者兩者同時發生。然而我

們誠實地面對自己與過去，勇敢地指認出那些我們希望消除的行為。

　　對於誠實而徹底進行工作的人，步驟四已經為我們打好基礎，讓康復之路得以繼續鋪展。步驟四讓我們辨識出未解決的感受、未治癒的記憶以及個人缺陷，正是這些製造了怨恨、憂鬱和自我價值喪失。崇高力量可以幫助我們許下承諾，要讓自己的人生行走在真誠的光照下。承認過錯並修補自我價值，使我們情感與理智上的重擔開始卸除一大部分。既然已經辨識出自己的性格特質，我們便有可能解除自身過錯所帶來的罪惡感及羞愧。

　　在步驟五，我們必須藉由向神、自己及其他人承認自己的過錯，誠實地面對自己和他人。這麼一來，我們便開始進入把驕傲放在一旁的重要階段，如此我們才可能用真實的觀點看待自己。

　　向神承認我們錯誤的真正底蘊，是步驟五的第一階段。在此，我們向神承認所有我們費盡力氣去隱瞞的事。我們不再需要將自己的遭遇怪罪到神或他人頭上；我們開始接受昔日確切經歷了什麼。這個接受的過程，讓我們更接近崇高力量，並開始理解崇高力量總是陪伴著我們。

　　當我們在步驟四寫下盤點內容，並有機會看清自身行為的真正樣貌，便是開始對自己承認自己的過錯。而在步驟五，我們刻意地承認自己的過錯，這可以提升我們的自尊並支持我們朝步驟七邁進；在步驟七我們將要請求神去除我們的缺點。

　　告訴他人我們的故事，會是個令人驚恐的經驗。我們大多數人大半輩子時間都花在築起一道將他人阻絕在外的防衛；生活在自我隔離的狀態一直是保護自己不遭受進一步傷害的方法。步驟五是我們離開隔離與寂寞的路徑，是邁向完整、幸福與平靜的一步。徹底誠實是一種令人感到挫敗的經驗，但我們已經無法再偽裝了；完全展露自我的時刻到了。

我們將揭露那些對自己隱瞞起來的自我本質。我們可能害怕說出實情會對自己的人生帶來衝擊，而讓他人得知我們的故事還可能額外導致被拒絕的恐懼。無論如何，承擔這個重要的風險並承認過錯是勢在必行的。在崇高力量的幫助下，我們將有勇氣揭露自己真實的本質。所獲得的結果，會讓這個卸除重擔過程中的所有痛苦都值得了。

以下是一些在進行步驟五時必須加以專注的重要指引。從步驟四的怨恨及恐懼開始，然後繼續檢視其他你寫過的特質：

■ 請記得，步驟五只要求我們承認自己過錯的確切本質。我們要做的是承認自己的行為如何傷害自己與他人。不需要討論錯誤如何發生，或你要如何做出改變；你並不是在尋求忠告或建議。

■ 也要記得分享你的強項。此舉的目的在於不偏不倚。感謝神讓那些性格強項成為你生命的一部份。

■ 從禱告開始，請求崇高力量在你準備要進行步驟四的揭露與洞悉時與你同在。請求神在你將要經歷的一切之中給予引導與支持。

■ 完成步驟五之後，花些時間禱告及沉思，省思自己的所做所為。感謝崇高力量給予你方法得以改善與祂的關係。花些時間重讀前面的五個步驟，並註記下任何你省略的部分。確認你正在為自己的人生奠定新的基礎。你與神的關係，以及你對於誠實與謙卑的承諾，就是基石。

■ 恭賀自己有勇氣冒險進行自我揭露的工作，並感謝神讓你的心境達到平和。


請求神幫助你選擇要向誰承認你的過錯。神要我們向他人傾訴，吐露我們的悲傷跟喜悅。在對方身上找出你欣賞的特質，可以鼓舞你的信心。

謹慎選擇你在步驟五的傾聽者，找個熟悉十二步驟的人，這個人可以是：

■ 十二步驟計畫的成員。如果你參與小組團體，你可能發現小組當中已經存在顯著的信任，這些信任會在你與小組成員進行步驟五時加深。

■ 經正式宗教任命的神職人員。許多不同信仰的牧師通常都會接受這樣的請求。

■ 信任的朋友（最好是同性別）、醫師或心理師。

■ 你可以坦誠分享的家人。小心不要揭露那些可能傷害你配偶或其他家族成員的資訊。

■ 選擇具備耐心及同理心的傾聽者。這位傾聽者代表著神的發言人，並傳達出神是無條件接受一切的。

■ 選擇願意接納並可以理解的傾聽者。

## 個人省思

我們與崇高力量逐漸深厚的關係，給我們勇氣去檢視自己、接受自己，並揭露真實的自我。步驟五幫助我們承認及拋棄老舊的生存技能，並朝向更加健康的嶄新生活前進。徹底而誠實地完成自身的盤點，讓我們準備就緒，向前邁進。我們將分享所有對自己的了解。

1. 描述一些你在進行盤點時所經驗到的感受。

_____

_____

2. 進行盤點如何讓你與崇高力量更加接近？

_____

_____

步驟五包含三個不同的部分。我們將對神、對自己及對其他人承認自己的過錯。對某些人來說，這是第一次訴說自己的生命故事。這麼做的同時，我們便清除了身上長久揹負的過多包袱。當我們打開內心並顯露自己，將會達到靈性更深的層次。

3. 關於步驟五，你的希望及恐懼是什麼？

_____

_____

4. 你最難向他人承認的過錯是哪個？請解釋。

_____

_____

　　我們藉由向神承認所犯的過錯來開始步驟五。這將帶領我們漸漸地最終能夠把自己交付給崇高力量——「聽天由命」。為了達到這個目標，我們必須放棄想要掌控事情的需求，並將自身、渴望的結局及自己的人生交付給慈悲的崇高力量。對神承認我們的過錯，並不是為了神的利益。這是給我們機會去了解，崇高力量是愛我們的，並且耐心等待我們承認沒有效益的行為且從中學習。這樣做的同時，我們將體驗到崇高力量及他人發自內心的接納。

以下的內容有助於你與神一同完成步驟五：

■ 想像崇高力量正坐在你對面的椅子上。

■ 以一段禱告開始，例如：「崇高力量啊，我明白祢早已知道我的一切。我現在準備好要坦率並謙卑地向祢揭露自己——我造成傷害的行為、我的自我中心以及負向特質。我感激祢賜予的禮物與能力將我帶領到生命中的這個時刻。請帶走我害怕被人知道、被人拒絕的

恐懼。我將自己及人生交付在祢的照顧及關愛之下。」

■ 以可聽見的音量，真誠地、誠實地說出來。分享你對步驟四盤點所得到的洞察有何理解。要注意的是，力量強大的淨化過程展開時，情緒可能會伴隨著一同浮現出來。

---

**如果你沒這樣做，現在就停下，對著神完成你的第五步驟。**

---

5. 向神承認過錯時，你可以信靠神會帶著慈愛接納你。描述你所經驗或理解的崇高力量現在對你的慈愛。

_____

_____

6. 你如何感受到神原諒了你的過錯？

_____

_____

　　對自己承認是步驟五當中最不具威脅的部分，而且最不具危險性。然而，因為「否認」，這不會是步驟五當中最簡單的部分。我們運用否認做為適應的機制——一個不自覺地保護自己遠離痛苦的工具。透過否認，我們不需去面對關於自己的事實。否認並不容易克服，但如果我們誠實完成步驟四的盤點，「否認」這個障礙就已經削弱了。

7. 你用什麼來讓自己遠離受到傷害的痛苦（例如：電視、食物、音樂、工作、人際關係、物質濫用等等……）

_____

_____

以下的內容有助於你對自己完成步驟五：

- 寫下步驟四的盤點，便開啟了自我覺察的發展歷程，這是真正愛自己的第一步。獨自進行自我評判是承認的開端，但只有這樣還不夠。你要在步驟五將那些覺察轉變成進一步的自我接納。
- 坐在椅子上，想像對面的空椅上坐著另一個你；或是坐在一面鏡子前，讓你可以看到自己說話的樣子。
- 大聲說出來。讓自己有時間聽清楚你說的內容，並記下任何心中出現的進一步理解。
- 感謝你的勇氣讓你進行到這個階段。這個部分以及這過程中的每一個部分，將釋放你因為自我價值低落而背負的過多情緒包袱。

---

**如果你沒這樣做，現在就停下，對著自己完成你的步驟五。**

---

　　向其他人承認我們的過錯，是步驟五當中最有力量的部分。這是真正鍛鍊謙卑的練習，並有助於打破我們的防衛。要對他人絕對誠實，可能會讓我們感到害怕，導致我們拖延進行步驟五的這個部分。向他人承認過錯能帶來特殊的療癒及完滿，並讓隱藏起來的祕密從牢牢掌握中獲得釋放。

8. 你的哪些性格特質或弱點，讓你一想到要與他人分享你的故事時就感到恐懼或困窘？

---

---

9. 當你向其他你尊敬且可信賴的人承認所犯的過錯時，有哪些益處讓你保持信心？

---

---

選擇步驟五的分享對象時，我們希望可以選一位具備慈愛跟關懷的人，一位支持我們並提供無條件接納的人。這個人必須可靠、值得信賴，而且不會對我們揭露出來的事實感到震驚或冒犯。選擇一位熟悉這項計畫的人是明智之舉。如果抱持著誠實態度，並有機會讓他人給予回饋的話，分享將會進行得很順利。信任我們分享自己故事的那個人，是步驟五成功的重要關鍵，也會營造出安全的氣氛。

10. 你認為讓你願意分享步驟五的那個人身上，什麼特質最重要？

_____

_____

11. 當你隱瞞過錯時，你經歷到什麼不良後果？

_____

_____

　　將自己的故事告訴另一個人時，我們不能只期待獲得聆聽。我們必須準備好去聆聽對方的回應。如果我們願意用開放的心態去傾聽對方的觀點，這個交流可以是有所助益且能帶來收穫。這將擴展我們對自己的覺察，並提供改變及成長的機會。回饋對我們非常重要，是完成這個揭露歷程的工具。抱持關懷及理解的態度所提出的問題，可以揭露新的洞察與感受。用這種方式分享我們的人生故事，可以成為我們生命中最重要的互動之一。

12. 你希望幫助你完成步驟五的那個人給你哪種回饋？（例如：他的經驗、對你的故事表示同理、表達接納與安慰的言語、保證神的寬恕等……）

_____

13. 你希望在傾聽對方的觀點時獲得什麼？

_____

_____

　　向他人揭露自己需要相當的謙遜。我們即將揭露自我挫敗、帶來破壞與有害的性格特質；也將提到正向優勢與有價值的特質。我們必須這樣做，以便除去自己面對世界時戴著的面具。這是對於偽裝和隱藏的需求大膽地予以剷除的一步。我們的目標應該是恪守誠實，而不是個人形象。我們都希望獲得他人的尊敬與欽佩，但對於良好聲譽的需求絕不可以干擾我們對誠實的需求。

以下的內容有助於你對他人完成步驟五：
■ 允許充裕的時間完整討論每一個想法，並維持專注在主題上。免除不必要的解釋。
■ 杜絕造成分心的事物。絕不可讓電話、小孩、訪客與外界的噪音中斷你的分享。
■ 完成步驟五之後，雙方可以分享自己對這個經驗的感受。神對我們的愛，現在已經有可能延伸到你們彼此之間。
■ 你可能不會再看到你步驟五的傾聽者；這沒有關係。你可以自己決定如何繼續你們的關係，無論是一般朋友或更深交的靈性夥伴。

如果你還沒這樣做，現在就停下，對另一個人完成你的步驟五。

14. 描述你向他人承認過錯的經驗。

_____

15. 當你向他人分享時，遇到什麼困難？有辦法完整分享嗎？請解釋。

_____

_____


　　步驟五完成時，可能有一些期待仍未實現。崇高力量對於時機的安排並非總是與我們對時機的看法相同；神依據我們各自回應的能力，分別與每一個人進行工作。我們不可以屈服於焦慮；相反地，我們要信任崇高力量。在步驟五的認錯之中，真正的考驗在於我們是否願意信任神會強化並發展我們改變生活的能力。

16. 承認你的過錯如何幫助你接受你的過去？

_____

_____


　　在完成步驟五的過程中，我們會理解到我們並非總能取得掌控。馬上改變我們過去的行為模式並不容易；承認自己所犯過錯的真正底蘊並不能保證我們會停止過去的行為方式。我們可以預期會有出現軟弱的時刻，但我們也可以變得強壯，因為心中明白與神之間的關係會幫助我們克服較弱。如果我們真誠地希望改變，崇高力量會給予我們所需要的力量與勇氣。

17. 步驟五如何讓你與崇高力量及其他人更親近？

_____

_____

18.當你故態復萌時,你打算怎麼辦?

_____

_____

## 小組團體分享

19.步驟中哪三個問題讓你想與其他人分享?

_____

_____

20.對你的小組團體有什麼感覺?

_____

_____

21.你一直以來不願意向小組團體提出的請求是什麼?現在你願意向他們請求什麼?

_____

_____

22.你一直以來不願意對小組團體付出什麼?你現在願意為他們付出什麼?

_____

_____

## 關鍵概念

**陰暗面**:步驟五裡我們要了解並處理自己的陰暗面。在步驟四,我們注意到這些陰暗面的存在,但沒有真正面對它對我們人生所造成的衝擊。這就像因為早上在廚房發現排泄物與齒痕,雖然沒有看到老鼠蹤影,但我們會開始相信晚上廚房裡有老鼠在活動。在步驟四我們留意證據並指認問題,而在步驟五我們抓到了老鼠;我們坦率地承認自

己的過錯。

**承認：** 在步驟五，承認的行動是指我們承認過錯，並坦率地接受步驟四的盤點之中我們對自己所發現的一切。我們說出關於自己的事實；我們說出自己的故事。我們終結沉默、隔離與隱藏。

## 筆記

-----

-----

-----

-----

-----

-----

## 團體活動

> **活動一：分享我們的東西**
>
> **準備材料：** 一些廢紙做成的紙球。
>
> **目標：** 想像步驟五中向他人承認的情況，同時一邊進行紙球投籃遊戲。

☐ 將團體分成兩隊。

☐ 給每隊成員五個紙球。

☐ 每隊由一位成員當作籃框，他要伸出手在身體前方圍成一個環狀。他與投籃者的距離由大家共同決定。成員輪流擔任扮演籃框，好讓每人都有機會投籃。

☐ 在自家隊員環起的手臂中投進最多紙球的隊伍便獲勝。

□ 遊戲結束後，討論向他人承認過錯時所出現的焦慮。

---

**活動二：小木偶進行步驟五**
**目標：扮演成小木偶來執行步驟五，寓教於樂。**

---

□ 分派三個演員各自扮演小木偶、神仙教母及小木偶的良心。

□ 三個角色扮演者應該事先練習，並決定小木偶可能會如何向神仙教母進行步驟五的承認。小木偶應該還在與一些否認和謊言拉扯掙扎，而小木偶的良心應該鼓勵他說出實情，好讓他維繫住誠實而端正的生活。（註：最好在活動進行前一週便指派好扮演者，這樣他們才有時間練習、溫習小木偶的故事，並擬出小木偶的步驟四盤點內容。）

---

**活動三：猜字遊戲**
**目標：只能用動作（不能出聲）去傳達一句標題、名稱、標語等的內容。藉此可以說明我們如何在步驟五竭盡全力地對神、自己及其他人傳達我們在自己生活中發現的過錯。**

---

□ 事先在紙條上寫下一些標題、名稱、標語等，別讓任何人看到。（也可以使用下列十二步驟的格言：「寬以待人」、「讓上帝接手」、「慢慢來」、「一次持續一天」。）

□ 選擇某位成員來起頭。無論是誰，只能用動作（不能出聲）去傳達遞給他的紙條上的標題、名稱或標語。

□ 猜對答案的人就是下一位比手畫腳的人。

□ 持續進行至紙條全猜完或時間到了為止。

□ 花一點時間分享我們向他人傳達步驟四的盤點內容時，可能會碰到
的潛在問題。

■ 步驟六

# 做好萬全的準備，以便讓神清理性格中的缺陷

## 認識步驟六

農夫在田地工作時，會從整地開始進行。他會犁田、鬆土、耙地、施肥、再次耙地，最後種下種子。有一段時間農夫很常出現在他的田地，但播種之後，他會停下一陣子，好讓新的種子成長。這時，他除了等待及盼望順利成長以外，無法再做什麼。

在步驟六，活動會停止一段時間。由崇高力量播下的改變種子可以有時間去發芽及成長；我們的情緒可以有時間跟上我們新的經驗。我們已經重整並做好準備，現在我們給予神的力量所需要的時間，讓祂能從我們的內在打造出改變。這個內在的改變是逐漸做好準備並加深意願，讓神除去我們的性格缺陷。從表面看來，我們可能認為這是件容易的事，但這些缺陷很多都是我們為了生存而發展出來的深層性格特質。解除這些特質不只是丟棄一些缺陷而已；我們丟棄的是一種生活方式。

## 執行步驟六

準備好請崇高力量為我們的生活帶來改變，步驟六才能開始進行。做好準備，看起來似乎不算是一件工作，但它的確是——這是一項靈性的工作。除非我們願意，否則神無法改變我們，而到目前為止我們並未請神帶來改變。我們到目前為止都只是對自己的情況變得能

夠覺察並承認自己的需求。在接下來的幾個步驟，我們將請求崇高力量去除我們的缺陷，並幫助我們修正。在這個步驟，我們等待神進行一些內在工作，而且對於內心產生的改變必須敏銳感受。

## 為步驟六做準備

我們要平息心智的運作並打開內心，來為步驟六做準備。步驟四和五需要許多費力的工作，而且會帶來一些關於自己的痛苦發現。現在，為旅程中的下一步所能做的最佳準備，就是為自己安排一段無聲的時間。放下筆，穿上行走的鞋子。花時間與自己以及崇高力量相處，可以協助我們消除那些阻隔在我們與現實之間令人分心的事物。

## 步驟六的禱文

### 平息我的內心

請平息我的內心，神啊，

屏除所有的活動與聲響。

幫助我集中我的思緒、心智。

消除那些要我跟著起舞的分心事物。

我的過錯、我的缺陷，就展現在祢眼前，

祢徹底了解我，無論好的或壞的部分。

請幫助我接受祢的內在工作與改變。

我想要拒絕過去的方式。

我想要真誠地渴望改變、留住改變。

所以請平息我的內心，讓我做好準備。

（取自《十二步驟禱文》〔 *12 Step Prayers for A Way Out* 〕，47 頁。）

**完**成步驟一到五之後，有些人會認為可以在這裡停住。事實上，前方還有更多工作等著；最好的成果尚未來臨。在步驟一與二，我們明白自己的無能為力，並開始相信有一個比自己更大的力量。在步驟三，我們將自己的意志及生活託付給神照料。在步驟四與五，我們誠實地面對自己，並向神、自己及他人承認關於自己的事實。我們可能會產生一個假象，覺得一切都沒事了，而其餘的步驟不太重要。如果真的這麼想，我們可是會破壞自己的進展。

當我們為最終的臣服建立基礎時，步驟一到五指引我們正確的方向。在步驟六，我們面臨改變態度及行為的需求；在此，我們為這些改變做好準備，並且全然改換我們生活的路徑。

這些生活中即將發生的改變，需要同心協力來進行。崇高力量提供方向及渴望的種子，我們則展現採取必要行動的意願。我們的工作是回應崇高力量在旅程中的領導。神從來不會強迫我們，我們必須邀請神進入我們的生活。這就是為什麼步驟六如此重要。這個步驟提供我們機會，為神最深入內裡的工作做好準備；這項工作還未到進行的時刻。

我們不必獨自去移除自己的性格缺陷。我們只要做好萬全的準備，「讓神接手」。步驟六不是採取行動的步驟，它是一個準備的狀態，幫助我們準備好向神顯露自己的過錯。我們臣服的意願將會增加，這讓我們可以達到請求神接手及移除我們過錯的狀態（步驟七）。我們藉由實行十二步驟計畫來做好準備，一次以持續一天為目標，無論是否看到任何進展。

我們必須提醒自己，我們想消除的性格特質通常是根深柢固的行為模式，是多年的掙扎生存所發展出來的，不會一夜就消失。在神重塑我們的時候，我們必須有耐心。透過不同於以往的意願，我們讓崇高力量取得掌控，從中學習更徹底信任並樂意接受崇高力量為我們的

成長安排的時間表。

　　步驟六與步驟二類似，這兩個步驟都是關於願意讓神透過我們來進行工作，以便改變我們的生活。在步驟二，我們開始相信有比自己更強大的力量，藉此尋求神智恢復清明。在步驟六，我們尋求做好準備，以便讓神去除我們的缺陷。這兩個步驟都承認問題的存在，並需要我們尋求崇高力量的幫助去擺脫那些問題。「開始相信」將增強我們「做好萬全準備」的能力。

## 個人省思

　　步驟六要成功，就必須真誠地想要改變造成阻撓的行為。但即使是這個想望，也是在我們服從於神對我們生命的意旨時，來自於崇高力量的指引。我們的過去由自己的意志支配。我們被自我意志欺騙，很少向神求助。我們的生活狀態顯示自我意志不足以協助我們。現在，真誠地想要去除行為缺陷的決心讓我們尋求神的意旨。在我們能接受崇高力量的幫助前，我們必須棄絕自我毀滅的本質。

1. 步驟四跟五無疑會導致你回憶起對自己及他人曾造成的痛苦。哪些痛苦的回憶促使你更加準備好要去改變？

_____

_____

2. 你現在的信任程度為何？你相信崇高力量會去除你的缺陷，還是你要依賴自己的意志去改變？請加以說明。

_____

_____

擺脫成癮，啟動轉化

在計畫的這個階段我們了解到，要讓人生圓滿，改變是勢在必行的。承認有需要改變，與願意去改變，完全是兩回事。從承認到願意改變之間，可能充滿著恐懼。當我們開始願意去做，就必須釋放恐懼並感到安心，因為我們明白在神的帶領下一切終將回復。我們藉由緊緊擁抱神的愛，來釋放恐懼。當我們堅定地相信崇高力量關愛著我們，便會發現要改變就容易許多了。

3. 當你想到把自己的行為缺陷交付給崇高力量，並相信那些缺陷會被消除時，你心中會出現什麼感覺？

_____

_____

4. 哪些缺陷持續影響著你的進展？

_____

_____


我們的性格缺陷就是我們拿手的工具。我們用它們當作面對環境的適應機制。失去這些工具，便威脅到我們掌控自己及他人的能力。想到要放棄性格中的缺陷，可能使我們感到焦慮，但我們可以相信神不會除掉那些我們需要的特質。當我們信任神，便會產生安心自在的感覺。對崇高力量來說，最微小的起步都是算數的。認為自己有能力獨自做出必要的改變，絕對是自毀長城的做法。療癒需要的是神，而非自我意志。

5. 有哪些性格上的缺陷你還沒完全準備好要去除？說明為何你仍依賴著那些缺陷。

_____

6. 說明你如何讓自己更接近崇高力量（例如：透過奉獻、禱告、同伴、日誌、沉思默想，等等）。

_____

_____

　　我們與崇高力量的對話能力，是步驟六很重要的部分。我們需要以展現出謙卑的方式來溝通及請求介入。當我們說：「親愛的神，我希望更有耐心。」我們便是提出要求並告訴神我們的想望；當我們說：「親愛的神，我缺乏耐心。」則是表現出我們自己的真實樣貌。用這種方式禱告時，我們便能顯露出謙卑，棄絕驕傲，並請求神為我們展開行動。

7. 舉出例子顯示你的禱告是在向神提出要求，而不是請求讓神的意旨在你的生活裡實現，或是向神宣佈真實的自己。

_____

_____

8. 我們在禱告中向神展現出謙卑。寫下一句禱詞，謙卑地告訴神，在某個特殊缺陷方面真正的你是如何。

_____

_____

9. 列出任何會干擾你準備讓神去除缺陷的疑惑。

_____

_____

這個步驟需要我們仔細檢視那些我們要求去除的缺陷。我們可能會不願意放棄其中的一部分；它們可能看來對我們有用，那麼我們可以說：「我還不能放棄……」。如果我們說：「我將不會有所不同，也不會放棄。」這會有潛在的問題。這樣的態度會使神的復原能力無法觸及我們的神智，而且使我們的敗壞加劇。如果用這樣的方式面對任何行為，我們就需要承認自己對崇高力量有所懷疑及抗拒，並對於自己屈服於自我意志的情況尋求幫助。

10.你從這個計畫中學到什麼智慧或技巧，可以在此時幫助你（例如：執行前三個步驟的工作、念誦〈寧靜禱文〉（Serenity Prayer）、在聚會中與大家討論你的抗拒掙扎，等等）？

_____

_____

### 破碎的夢

就像孩子垂著淚水帶著他們壞掉的玩具要我們修理，
我將破碎的夢帶到神的面前，因為他是我的朋友，
但接著，我沒讓祂獨自安靜地工作，
反而在旁邊打轉，並嘗試用我自己的方式幫忙。
最後，我把破碎的夢搶回來並且哭喊：「你怎麼這麼慢？」
「我的孩子，」祂說，「我能怎麼辦呢？
你一直沒放開它啊。」

——作者不詳

11. 你如何看待〈破碎的夢〉這首詩？

_____

_____

12. 當你的缺陷被去除時，你害怕會發生什麼？

_____

_____

　　當我們在日常生活中遵照計畫的原則進行，我們會逐漸且不知不覺地為去除自己的缺陷做好準備。有時，我們甚至沒有覺察到自己已經準備好了。一開始，我們會發現自己的行為變得不一樣了──那代表我們已經改變。有時候，他人在我們自行察覺之前就注意到了。尋求認可的人會開始更獨立；控制狂會變得較為從容及放鬆；照顧者則會更敏感於自己的需求。將計畫當成生活的一部分而勤奮執行的人，會變得更冷靜、更平靜且真正感到快樂。

13. 你注意到你的行為、想法或關係出現了哪些正向的改變？

_____

_____

14. 哪一個缺陷讓你最痛苦，必須最先被去除？

_____

_____

　　我們的心中都有一個洋溢著幸福、自信的人，卻籠罩在困惑與不確定的雲霧中，受到沒有成效的行為所分心。如果有人問我們是否想要從自己的性格缺陷中解脫，我們可以給的唯一答案是──我們已經做好完全準備讓神去除它們。

15.「做好萬全準備」對你來說是什麼意思？

_____

_____

16.請說明尋求神的意旨是如何使你變得願意改變。

_____

_____

17.描述你對於神可以幫助你去除性格缺陷這件事所抱持的信心。

_____

_____

## 小組團體分享

18.這個步驟的哪三個問題讓你想與其他人分享？

_____

_____

19.其他人可以做些什麼來鼓勵你進行步驟六及康復？

_____

_____

20.你可以具體地做些什麼來幫助和鼓勵其他康復中的人？

_____

_____

21.目前生活中有哪些事件幫助了你加強做好讓神為你去除你所有性格缺陷的準備？

_____

_____

## 關鍵概念

**準備：**步驟六是一個克服恐懼並為康復做好所需的準備的時刻。現在我們已經知道關於自己的事實，以及哪些缺陷必須加以去除。在步驟六，我們需要有準備及意願，才能讓神改變我們。這個步驟就像高空彈跳，你可能穿好裝備、對繩索有充分的了解，甚至對於操作的人也信心十足，但除非你做好準備，否則你不會縱身跳下；而除非你克服恐懼，否則無法做好準備。你的缺陷是你的一部分；它們一直幫助你生存。一想到失去任何東西，即使是有害的缺陷，往往都會造成恐懼。

**性格的缺陷：**性格的缺陷在十二步驟計畫中有很多種說法。它們被稱作性格弱點、過錯、短處、有害行為、生存技巧、負向特質等等。無論名稱是什麼，重點都是相同的：我們這些不受歡迎的部分需要去除掉，並以虔誠敬神的特質取代。這些性格缺陷在童年的無知中開始出現，是我們生存的手段。我們學習操弄別人以便滿足自己的需求，學習說謊以便保護自己，學習隱藏情緒以便對抗難以承受的痛苦。簡單地說，我們學習如何生存。這些生存技巧是控制的工具；是我們掌控環境、降低威脅、照顧自己的方法。最後，這些適應技巧失靈了，到了此時我們才理解，唯一有能力並有足夠智慧能控制我們生活的是神。

**意願：**意願是驅使我們付諸行動的心智及情緒狀態。我們的立意可能最良善，但除非我們有意願去做，否則不會有任何行動出現。現今有許多單身的人，他們想要結婚、企圖結婚，甚至已經打定主意要跟誰結婚，但都不會真的結婚，因為他們還沒有意願。在步驟六，我們所有的正向意圖沸騰著、醞釀著，等待我們在神的協助下，做好萬全的準備並有意願去改變。

# 筆記

---
---
---
---
---

# 團體活動

> **活動一：不能發出ㄇ音**
>
> **目標：**以有趣的方式，不出說帶有某個特別發音（像是ㄇ）的
> 字來交談，藉此想像我們性格的缺陷去除掉了的狀況。

☐ 選擇對話中不能說出帶有某個發音的字，例如不能帶有ㄇ的發音。

☐ 從詢問第一個人問題開始。為了讓對方很難回答，要確保問題的答
案包含有ㄇ發音（或選出的任何其他發音）的字。例如，帶領者可
以問：「今天之後的那天是什麼？」因為答案不能帶有ㄇ的發音，
所以對方可以回答：「後天的前一天。」

☐ 答題者繼續回答問題，直到犯錯使用了禁止的發音，接著便請下一
位回答。由成功回答最多問題的人獲勝。

☐ 在活動後，坦誠地討論團體成員如果去除了生活中依賴的性格缺
陷，例如：用欺騙來保護自己、自我隔離以求安全、以怪罪他人來
處理自身短處等，可以預見會出現什麼問題。

活動二：燙手山芋

準備材料：可以設定一分鐘或更短時限的鬧鐘或計時器（有秒
　　　　　針的錶也可以）、一個馬鈴薯或球。

目標：彼此傳遞馬鈴薯（或球），在鬧鐘響起（或時間終了）
　　　之時，避免讓馬鈴薯待在自己的手上。這就像步驟六中
　　　我們做好萬全準備，好讓神帶走我們的「燙手山芋」，
　　　也就是性格缺點。

☐ 讓大家圍坐成一圈。

☐ 開始在團體中迅速傳遞馬鈴薯。

☐ 將鬧鐘或計時器設定在一分鐘或更短的時限。如果沒有鬧鐘或計時
　　器，請一位時間管理員看著有秒針的手錶來計時，當預設時間到了
　　（例如 30 秒），管理員要大喊「停」。

☐ 無論是誰，只要在鬧鐘響了或是管理員喊停的時候手上拿著馬鈴
　　薯，就算出局。

☐ 繼續活動直到只剩一位。

☐ 花一點時間討論，在步驟六我們如何熱切地盼望崇高力量移除我們
　　生活當中的性格缺陷。分享哪些性格缺陷是自己生活當中的燙手山
　　芋。

活動三：拼字蜂

目標：趣味地複習與康復相關的用語及其意義。

☐ 事先準備與康復或步驟相關的用語。從關鍵概念當中選擇用語。

☐ 將小組團體分成兩組，讓他們坐成兩列面對面。

☐ 請第一組拼出特定的字，例如「功能不良」（dyfunction）。由第一個成員開始，照著順序每個人說出這個字的一個字母，直到正確拼出這個字。每位成員必須在數到十之前說出正確字母（帶領者或協調者應該計數或使用碼表）。正確拼出字之後，下一位則必須解釋這個字的意義。

☐ 犯錯或是花了太多時間，便由下一組嘗試同一個字。兩組之間輪替，就像是真正的拼字蜂競賽。

☐ 正確拼出最多字的組別即獲勝。讓優勝組別免除打掃工作，會是不錯的獎品。或是輸家下週要帶些甜點送給贏家。

## 練習如何準備就緒

這個練習目的在幫助你遠離步驟四中所發現的性格缺陷。需要的時候，可以參考步驟四寫下的盤點內容。

**驕傲：**自大；輕蔑他人或行為輕蔑；傲慢。
**怎麼樣你才願意遠離讓別人印象深刻的需求？**

_____

_____

**要讓自己不再全神貫注在自我時，你遭遇什麼困難？**

_____

_____

**貪心：**自私；囤積狂；任何東西再多都覺得不夠。
**當你要遠離強烈的物欲，會害怕失去什麼？**

_____

_____

放棄自私的傾向時，你會獲得什麼？

_____

_____

慾望：好色；沉溺於不當的性行為；有超乎正常的慾望。
有什麼不當的性行為是神要求你放棄的？

_____

去除你的好色傾向會如何改變你的社交行為？

_____

_____

不誠實：欺騙；詐騙及哄騙的傾向；為合理化行為而謊報自身情況。
當你知道需要說出實情時，你感到什麼樣的焦慮？

_____

誠實會如何改善你的生活品質？

_____

_____

貪食：不正常及有偏差的胃口；強烈的佔有欲；暴食或暴飲。
改變過度放縱的習慣後，你希望可以獲得什麼好處？

_____

你準備好要放棄什麼？

_____

*忌妒*：嫉妒；痛苦或帶著怨恨地渴望他人的優勢或利益，並交雜著想要擁有相同好處的欲望。

你準備好用什麼方式減少你對地位及物質財富的渴望？

_____

_____

當你不再嫉妒時，你認為自己的生活會變得怎麼樣？

_____

_____

*怠惰*：不想從事活動及花費力氣；沒有精力或活力；明顯逃避責任。

你願意做什麼來提升你的生產力？

_____

_____

你願意做什麼來消除拖延的習慣？

_____

_____

# 謙卑地懇求神去除我們的缺陷

## 認識步驟七

曾經病重或受過重傷的人，都知道需要別人協助的感覺。當我們臥病床在，無法移動或不能照顧自己時，確實令人覺得卑下；即使最簡單的需求，都得仰賴其他人。此刻我們來到了步驟七，我們了解到自己正是臥病在床，而唯一能滿足我們需求的只有神。進行到現在的每個步驟，都一再強化同樣的主題：我們做不到，但神能做到。

到了步驟七，我們已經拋棄了自己能幫助自己的錯誤觀念。往日生活方式所帶來的痛苦已經對我們造成影響，我們因自己施加的傷害而傷痕累累。現在我們肯定不想自己獨自處理。因此在疾患讓我們無助而卑下地臥在床上的此刻，我們祈求著：「去除我的缺陷吧。」

## 執行步驟七

步驟七需要禱告。我們跪著進行這個步驟。我們的狀態、我們的真誠及我們的痛苦已經挫去我們的驕傲，所以此刻我們必須開口禱告。此時的誘惑是用涵蓋一切的禱告來進行。我們非常想要請求神一舉除去一切，彷彿這是個整套的協議。但這不是這項康復計畫進行的方式。如果徹底執行，步驟四的盤點是逐一分別列出每個性格缺陷。我們在步驟五的承認也是逐項進行，而之後也會逐一進行彌補。所以現在步驟七的工作是謙卑地祈求去除我們的缺陷——一次一項。

## 為步驟七做準備

我們不再對崇高力量有任何保留，好為步驟七做準備——不再有絲毫企圖以自己的能力來掌控的期望。確認自己已經解決去除缺陷時的害怕，也是為步驟七做準備的一部分。還要學習更接近神，對神的存在變得更加自在。準備工作也包括嚴肅對待禱告。這是一個與崇高力量用非常個人的方式談論步驟四盤點的時刻。

## 步驟七的禱文

### 為療癒祈禱

崇高力量啊，

祢告訴我們，請求就會獲得，尋找就會發現，敲門後祢將為我們開啟那道門。

我相信祢對我的愛以及祢充滿憐憫的療癒力量。我讚揚並感謝祢對我展現的慈悲。

崇高力量，我對我的過錯感到抱歉。我請求祢的協助以去除我生活中的負向模式。我全心接受祢寬恕的愛。

我請求能察覺自身性格缺陷的恩典。

讓我脆弱的人性，或我對生活周遭的人所表現出來的不耐煩、怨恨或忽略，不致冒犯到祢。相反地，請教導我理解和寬恕的能力，就像祢持續地寬恕我一樣。

我尋求祢的力量和祢的平靜，這樣我才能成為祢的工具，與別人分享這些禮物。

請在我的禱告中引導我，這樣我才能知道什麼需要被療癒，以及如何向祢請求那些療癒。

我尋求的是祢，崇高力量。請進入我的心房，並讓祢的靈性充滿

我的內心，從現在到永遠。

　　神啊，感謝祢所做的這一切。

（取自《十二步驟禱文》〔12 Step Prayers for A Way Out〕53-54
頁。）

謙卑是十二步驟計畫中一再重複出現的主題，也是步驟七的核心
概念。藉由實踐謙卑，我們獲得執行康復計畫所需的必要工
具，並達成滿意的結果。我們現在比過去更加認清，自己大半輩子的
時間都投注在實現自我中心的欲望。我們必須拋下這些驕傲、無法帶
來成長的行為，安於自己的不足之處，並了解只要謙卑地尋求神的旨
意便能使心靈自由。步驟七需要將我們的意志交付給神，如此我們才
會接收到實現我們追尋的幸福所需要的寧靜。

　　我們在崇高力量的智慧和知識之中日益成長。這個成長不僅是應
我們的尋求而獲得，也來自檢視過去掙扎的痛苦所獲得的洞察。我們
聽取別人如何因應生活挑戰，來獲得更大的勇氣。在實行這些步驟
時，我們了解到接受過去真相的價值。雖然這個真相所帶來的痛苦似
乎難以忍受，但我們獲得的洞察是解救自己的唯一工具。

　　步驟六讓我們準備好去除舊有的缺陷行為，使我們得以自由發展
出神囑意我們採行的力量強大的新行為。請求神去除我們的缺陷，才
是真正表現出我們放棄控制的意願。對我們許多人來說，放棄控制是
件非常困難的任務──但並非做不到。我們是否真誠地準備放棄這些
欺騙呢？如果是，我們便能請求神協助我們跟過去分手，並從我們內
在創造出新的生命。

　　步驟七是清理過程中非常重要的部分，並且能讓我們為旅程中的
下一階段做好準備。在前六個步驟中，我們開始意識到自己的問題，

誠實地仔細審視自己的生活，揭露過去隱藏的自己，並轉而準備改變自己的態度及行為。而步驟七給了我們向崇高力量尋求幫助的機會，請求祂去除我們性格中帶來痛苦的部分。

在開始實行這個康復計畫前，我們閃躲著不願誠實地審視自己，不願承認自己導致失能的行為有多嚴重。靜靜地默想神出現在我們生活中的景象，可以將我們的注意力集中在遵循崇高力量的典範來生活，並開始讓我們擺脫「自我」這個導致失能的負擔。與崇高力量合作，會把我們對「自我」的沉迷導引到恰當的態度。我們最終將會認出自己一直以來的模樣，了解自己的本質，並且喜悅地期待將變成什麼樣的人。

為去除缺陷所做的準備，需要有意願與神合作，一起修正並改換我們注意力及活動的取向。如果持續破壞性的行為，我們的進展就會停止。我們必須一直保持警戒及警覺「舊有行為」捲土重來的可能，並且勤奮不懈以便將它們從生活中消除掉。溫和地對待自己是明智之舉，並要記得這些習慣可是花了我們有生之年的時間發展出來的；期待它們一夕之間就消失並不實際。

仰賴神除去自己的缺陷時，我們最好要記得神是透過禱告、沉思默想及其他人來賦予我們力量。神常常用外力來糾正我們的缺陷。老師、神職人員、醫生及治療師可能都是崇高力量執行工作的工具。我們願意向外求助就明顯代表我們已經準備就緒。有強迫性憂慮的人可以透過向神禱告來解除憂慮，同時並向諮商師尋求協助如何解除焦慮。過度沉湎於食物或藥物的人可以尋求專業的協助，以便控制自身的強迫性習慣。我們需要祈求神協助去除我們的缺陷，並在知道自己需要時有勇氣尋求適當的專業協助。

## 個人省思

　　透過實行這個步驟，我們正朝向更快樂及更健康的人生邁進。我們會了解到神在我們生活中帶來的機會與祝福，遠勝過我們獨自所曾經創造過的任何一切。完成前面六個步驟後，我們已經開始體認到從中可以獲得許多的好處。由於這些體認，我們會開始感激神的存在，並因為知道生活正在改善中而變得安心。


1. 從你開始進行十二步驟康復計畫以來，崇高力量為你帶來過什麼特別的祝福及益處，即使很微小？

_____

_____

2. 神曾經運用過什麼具體的工具來引導你或教導你正確的事（例如：書、聚會、康復夥伴、諮商師、牧師等）？

_____

_____


　　步驟七意味著我們請求去除所有的缺陷。然而，為了讓這個過程更加順利，我們應該逐一個別處理缺陷，並從最簡單的的開始著手，以建立自信及力量。如果我們有耐心，神會明白我們是以自己感到自在的步調來達到目標。一旦我們願意接受神給予的協助，就可以建立起對自己與崇高力量的信任及信心。在此，我們使用步驟四的盤點來引導步驟七的禱告。請記住，當你謙卑地請求神去除你的缺陷時，需要抱持著信心。要信任神會聆聽並願意給予答案，無論你的情緒如何。在禱告過後，你或許無法感受或經驗到任何立即的改變。儘管如此，要相信崇高力量已經聽到你的要求，也會開始工作，去除你的缺陷。

3.禱告會讓你感覺好一點嗎？如果是，你在哪方面感覺好一點了？如果不是，你在禱告上碰到了什麼問題？

_____

_____

　　我們可能發現，請求神解除我們惱人的行為後，那個行為似乎並沒消失。對此感到憤怒或氣餒是可以理解的，但這樣卻會帶來自我挫敗。向外尋求康復中的朋友為你禱告支持，會更有收穫。禱告有助於向崇高力量表達自身的負向感受，因為我們知道神會理解。當事情似乎不照我們預期的進行時，念誦〈寧靜禱文〉會對我們有好處。〈寧靜禱文〉提醒我們，神能給我們寧靜去接受那些我們所不能改變的事。

4.列出在除去缺陷的過程中，哪些方面讓你感到氣餒？

_____

_____

## 矛盾禱文

我要求神賜予我力量，這樣我才能有成就；
我得到的卻是虛弱的身體，好讓我學會謙卑地服從。
我要求健康，這樣我才能做大事；
我得到的卻是病痛，好讓我將事情做得更好。
我要求財富，這樣我才會快樂；
我得到的卻是貧窮，好讓我變得有智慧。
我要求權勢，這樣我才會獲得讚美；

我得到的卻是勢單力孤，好讓我感受到我需要神。

我要求一切，這樣我才能享受人生；

我得到的卻是人生，好讓我能享受一切。

我的要求從未實現一丁半點──但卻得到我期待的一切；

雖然幾乎違反我的意願，但我未說出口的禱告都得到了回應；

唯我，在所有人之中，蒙受福澤最厚！

（©Universal Press Syndicate）

5.〈矛盾禱文〉與你的禱告經驗有何可對應之處？

_____

_____

6.從上面的禱文選擇可以套用在你身上的一段，並對那個情況加以說明。

_____

_____

　　放棄負向行為可能會帶來失落感，無論那些行為如何具有破壞性，因此我們需要允許自己一些悲傷的時間。有些負向性格特質就像是我們的老朋友一樣。它們或許不適合我們甚至會傷害我們，但失去了我們還是會感到哀傷。對於失去某些東西而感到失落是正常的。在孩童時期，我們可能經驗過有些「東西」突然地或在我們準備好放手前就被拿走。而現在，我們或許太過敏感或依戀「東西」以避免失落的痛苦。所以我們不要逃避或否認失落的恐懼，因為我們可以轉向崇高力量尋求勇氣，並信任祂給予的結果。這是個依靠我們對神的愛及信任來療癒記憶、修補損傷及恢復完滿的機會。

7. 當你還是孩子時，什麼「東西」在你還沒準備好放手前就被拿走了？

_____

_____

8. 我們一開始會先在與他人的關係中表現出謙卑，然後才會向神表現謙卑。你如何對別人表現出謙卑？

_____

_____

改變行為可能會暫時使我們的自我感到恐慌。我們不知未來會如何而產生的恐懼，可能會導致我們重蹈過去的破壞性行為。我們可能會退回被孤立的感受並失去歸屬感。對自己與崇高力量的連結抱持信念及信任，便展現了我們願意放下對失落、驚慌及被拋棄的恐懼。崇高力量願意成為我們新的出口，在我們經歷到痛苦或不舒服時，成為我們求助的對象。

9. 當你想到未來要信任崇高力量而不是自己時，會出現什麼恐懼？

_____

_____

10. 描述一下你現在和神的關係。

_____

_____

當我們注意到缺陷已經去除且生活變得較不複雜時，必須謹慎前進，抗拒自豪的念頭。行為上的突然改變是可能發生的，而且的確發生過，但這不是我們可以預料或引導的。當我們準備好，神就會啟動

改變，我們切勿聲稱是自己獨力去除自己的性格缺陷。當我們謙卑地請求神在生命中給予協助時，改變便成為神的責任。我們不能奪取這個功勞，但能表示感謝。當生活中好的改變開始發生時，我們往往會期待其他人身上也出現類似的改變。但我們的焦點必須維持在自己身上，因為仍有許多工作需要完成。

11.舉出一些例子來顯示你更聚焦在崇高力量而非自己身上。

---

---

完成步驟七之後仍留下來的破壞性行為，可能永遠不會消除，但我們有機會將它們轉變成正向特質，並且學習以建設性的方式運用它們。領導者可能依然汲汲營營於權力，但不至於濫用它。陷入愛情的人可能依然沉溺於超乎尋常的感官逸樂，但會有足夠的敏感度不讓所愛的人感到痛苦。擁有物質財富的人可能繼續保有許多東西，但是會革除貪婪及佔有欲。在崇高力量的協助下，我們個人生活的所有方面都會有所收穫並感到心滿意足。透過持續保持謙卑及接受神所給予的工具，我們最終會開始渴望更平靜的生活，與他人分享我們所接收到的愛。

12.你的哪些負向性格特質開始轉成正向？你看見什麼樣的改變？

---

13.舉出一個你展現謙卑後，神去除你的缺陷或是賦予你力量去處理的例子。

---

為了要讓康復計畫成功，我們必須規律地實行每個步驟。當我們內在出現掙扎時，告訴自己，「一切都會過去」；「我放手交給上帝」；「我不怕邪惡」；「我選擇去看這個經驗中好的部分」。這些肯定的聲明可以幫助我們避免強迫／衝動行為復發。我們可以接受憂鬱、沮喪及憤怒的出現，了解那只是一時的反應。

14.你會用什麼樣的肯定聲明當作你承諾康復的一部分？

_____

_____

我們需要停下來一會，向自己表達自己對康復所許下的承諾。要注意的是，決心如何讓我們打破不健康的習慣及行為的枷鎖。我們會接受自發的正向思想與感受，而且了解是我們與神之間的個人關係讓我們得以接受。我們領悟到，崇高力量的引導總是備好著等我們接受。我們需要做的就是去傾聽、接受並無所畏懼地行動。請閱讀 193-194 頁的「只限今天」。

16.列出一些行為的例子顯示你有勇氣並承諾去改變你可以改變的事？

_____

## 小組團體分享

17. 這個步驟中的哪三個問題是你想要和其他人分享的？

18. 描述一下你自己如何執行步驟七？

19. 你生活中目前有哪些事件協助或阻撓你執行步驟七？

## 關鍵概念

**謙卑**：在康復中的許多人都對謙卑有所誤解。如果我們與他人相互依存，我們可能會錯誤地認為謙卑就是凡事為別人，把自己放在第二位。真正的謙卑是以我們的真實面貌來看待自己。到了步驟七的時候，我們對自己有了一個新的了解，而且希望這個了解是誠實的。我們同時也誠實地了解到自己不能沒有崇高力量。一旦認清自身性格的缺陷及不足，我們便會了解，沒有神的幫助而光憑自己是無法改變的。當我們誠實地了解自己的不足、需求及無能為力改變自己時，我們不得不謙卑地尋求崇高的力量。

**缺點**：缺點指的是令人不悅的行為、性格上的缺陷、生存的技巧、自我挫敗的態度、有害的怨恨、破壞性的恐懼等，這些都會在實行康復計畫的過程中揭露出來，讓我們得以察覺。我們到目前為止專注在這些缺點已經持續三個步驟了，只是所使用的描述有所不同。在步驟四

時，我們把它們一一列出來；在步驟五時，我們對神、自己及其他人承認這些缺點；在步驟六時，我們做好萬全準備讓神去除這些性格缺陷。而現在，我們在步驟七中謙卑地請求神去除我們的缺點。

## 筆記

------

------

------

------

------

------

## 團體活動

> 活動一：謙卑比賽
>
> 準備材料：每位小組團體成員六條緞帶。緞帶可以是布做的，有多種顏色，類似別在獎品上的緞帶或可以貼的紙緞帶。
>
> 目標：對我們的謙卑做個有趣的測試。

☐ 給每位小組團體成員六條緞帶。

☐ 給每個人三分鐘分享個人的故事（可以依據團體大小設定時間）。說故事時，絕對不能使用「我」這個字眼。

☐ 抓出說故事者用了「我」這個字的人，就可以拿走說故事者的一條緞帶。

☐ 在遊戲期間，任何人都不能使用「我」這個字。即使不是輪到說故

事的人，只要說了「我」就會失去一條緞帶。

□ 在結束時，擁有最多緞帶的人就可以被視為是「最謙卑」的。

□ 遊戲結束後，討論每個人對謙卑的概念。詢問大家一些問題，例如：什麼是謙卑？什麼是自負？你如何區辨謙卑和自負的人？

---

**活動二：尋找某個人**

**目標：**尋找在某些事上和我們有共同之處的人。由於我們得依賴其他人來協助我們完成這個遊戲，這於是提醒了我們必須謙卑地向崇高力量請求協助來完成步驟七。

---

□ 預先準備一份題目單，並影印足夠的張數分給團體中的每個成員。題目可以包括下列的問題：你出生在哪一個月？你出生在哪一個縣市／行政區？你最喜歡什麼顏色？你最喜歡什麼食物？你最喜歡哪一種糖果？你開什麼牌子的車？你有幾個兄弟姊妹？等等。

□ 發給團體中的每個人一份題目單，並讓他們很快地填上答案。

□ 讓團體成員就地解散去找出每個題目上和自己的答案相同的人。將答案相同的人的名字寫在那個答案旁邊。如果團體較大，為了促進互動，需要限制同一個人名出現在題目單上的次數。

---

**活動三：嗶**

**目標：**藉由去除數字七和其倍數的遊戲，提醒自己我們正在進行的是步驟七。

---

□ 將小組團體分成兩組，按順序從一到一百數數。不過要將包含有七或七的倍數的數字剔除在外，碰到有七或七的倍數時，要以「嗶」

來取代數字。例如，依序數到二十一的話就是：一、二、三、四、五、六、嗶、八、九、十、十一、十二、十三、嗶、十五、十六、嗶、十八、十九、二十、嗶。

☐ 一旦出現錯誤，團隊就必須從一再開始數起。先成功地數到一百的隊伍便獲勝。

☐ 遊戲結束時，大家一起討論自己最大的缺點。

## 去除特質的練習

以下的練習會幫助你回顧自己要如何成功放下性格上的缺陷。

**謙卑**：察覺到自己的缺點；不驕傲；不挑釁；不自誇。

**列出你展現謙卑的方式。**

_____

_____

**有什麼不同以往的行為展現出你對神變得更加謙卑了？**

_____

_____

_____

**慷慨**：願意付出或分享；無私的。

**舉出你願意和別人分享的例子。**

_____

_____

**你的新行為如何協助你去關懷其他人的幸福與福祉？**

_____

_____

**接受自己的性慾**：對於自己天生的性慾感到自在，但不需要非得有性行為才行。能清楚地向伴侶表達對性活動的喜好。

由於捨棄不當的性關係，你的性行為有怎樣的改善？

_____

_____

由於你的性慾狀態獲得改善，你的自尊在哪些方面有所提升？

_____

_____

_____

**誠實**：說實話；值得信賴。誠實地表達自己，無需為了讓人印象深刻而製造假象。真誠表達自己的想法及感受。

當你冒險跟別人誠實地溝通時，會浮現哪些感受？

_____

_____

讓人值得信賴如何改善你和別人的關係？

_____

_____

_____

**節制**：適度的飲食；在所有事物上控制自己不自我放縱。

舉例說明你如何適度飲食？

_____

_____

你如何在其他方面控制自己不自我放縱？

_____

_____

_____

**和善**：友善；和睦；熱心待人、助人。

說明對別人友善如何協助你和自己或別人相處時更能感到自在？

_____

_____

列出熱心待人在哪些方面增進你的自信。

_____

_____

**精力充沛**：對想法及活動表現積極的興趣；關注工作及遊樂上的需求。

你生活中哪些方面明顯增加了活力？

_____

_____

舉例說明哪些工作習慣讓你更具生產力？

_____

_____

## 寧靜禱文練習

　　以下的範例目的在於協助你在康復歷程中運用〈寧靜禱文〉。在尋求神的協助時，〈寧靜禱文〉是一個可以天天派上用場的工具。這項練習讓你有機會透過〈寧靜禱文〉面對各種情境。

**上蒼啊，請賦予我寧靜去接受我無法改變的事；**

例如當我特別需要讚美時，＿＿＿忽略了我。

**使我有勇氣去改變我可以改變的；**

例如我為了得到贊同而去操縱別人，尤其是那些我欣賞和尊重的人們。

並使我擁有智慧去分辨差異。

例如去分辨藉由認可來重新教養自己所獲得的持久滿足，和仰賴他人認可的暫時性滿足之間的差異。

\*\*\*

上蒼啊，請賦予我寧靜去接受我無法改變的事；

例如我的童年經歷。

**使我有勇氣去改變我可以改變的；**

尤其是那些當我覺得童年遭受不公平對待時讓自己分心或發洩的行為方式。

**並使我擁有智慧去分辨差異。**

例如去分辨持續扮演被害者的角色，和採取必要的步驟把那些過往交付給神之間的差異。

\*\*\*

上蒼啊，請賦予我寧靜去接受我無法改變的事；

例如我父母彼此間的不合。

**使我有勇氣去改變我可以改變的；**

尤其是我那些對於被遺棄、憤怒、孤立所產生的反應。

**並使我擁有智慧去分辨差異。**

例如去分辨無法取得的父母之愛，和永遠伴隨在我身邊的神之愛之間的差異。

\*\*\*

選擇某個在你生活中帶來怨恨、恐懼或憤怒的情境，然後完成以下的練習。那些情境可以包括人際關係、工作、健康或是自尊。

上蒼啊，請賦予我寧靜去接受我無法改變的事；

陳述在那個情境中你所無法改變的狀態或經驗。

**使我有勇氣去改變我可以改變的；**

陳述在那個情境中你認為能改變的狀態或經驗。

---

---

**並使我擁有智慧去分辨差異。**

辨認你能改變的和你不能改變的兩者之間的差異。

---

---

列出任何你從練習中獲得的洞察。

---

---

## 只限今天

**我會**好好地仔細檢視自己，進而了解到我有許多上癮和強迫的特質主宰著我的生活。我受制於這些特質，以致於無法應付它們。因為這樣，我承認我需要幫助。

**我會**承認有一個比我更強大的力量存在著，是祂創造了我，祂能覺察到我所有的需要並擁有一切能力可以治癒我，讓我恢復到清明和穩定的狀態。這個力量就是我所認識的神。

**我會**放棄靠自己心智去解決問題的習性。不再分析……不再追問。我有意識地決定將我的生活及意志交付給神照顧、保管。我放棄我必須「主導一切」的想法，並讓我自己的人生自行展開。

**我會**放掉過去，拋開我對過往所抱持的罪惡感或悔恨。挑剔或責怪自己以及／或別人只會讓我困在過去。

**我會**原諒自己和別人一直以來的作為。我了解這些行為都是起因於害

怕及不安全感。我現在允許自己和別人能「做自己」。我不再評斷我們的生活、我們選擇的道路與我們成長的模式。

**我會**拋開所有對未來的焦慮。我會盡我所能讓今天過得充滿喜悅、信任及寧靜,因為我知道我唯一能掌握的只有今天。

**我會**拋開依賴人們、地方和事物來滿足自己的傾向。我認知到這些事物只在我的經驗中暫時存在,並不能提供我所想要的安全、平靜及自由。

**我會**對生活中各方面負起責任,包括:我的選擇、感受、生理及心理健康、心靈的安適、成長的道路以及我所遵守的原則與價值觀。

**我會**善用我內在所有能夠改善自己和他人生命的能量(例如:表現出誠實、正直及善良)。對於除此之外的其他力量,我會很明確地的說:「敬謝不敏。」

**我會**感謝神給我機會,讓我脫離阻止我朝向需要的療癒前進的舊有態度和行為模式。

**我會**願意與他人分享從這項康復計畫中獲得的智慧、平靜與力量。

**我會**熱情地迎向今天,相信自己的重要性及價值,並決定享受今天,展現自己最好的一面。

# ■ 步驟八

# 一一列出所有我們曾經傷害過的人，且願意彌補他們

## 認識步驟八

「媽媽，莎拉打我！」睿哲大叫。

「但是他先踢我的，」莎拉反擊。

「是喔，可是她拿了我的玩具。」

「他幹嘛這麼愛生氣。」

爭吵就這樣一來一往下去。這聽起來是不是很熟悉？小孩喜歡把自己的問題怪到別人頭上，也討厭負起任何責任。我們大人可能偶爾會要求他們負起責任，並勉強他們道歉，但他們從不會自己主動說：「對不起，我不該這樣做。」

在步驟八中，我們要開始長大。我們為自己的行為負起責任，而不是去想別人對我們做了什麼不對的事。在前面的七個步驟中，我們處理的是自己的議題。步驟四盤點的是**我們的**品行——不是其他任何人的。在步驟五中承認的是**我們的**過錯；那些缺點是屬於我們的。在步驟八，我們持續仔細檢視自己。但這次，我們要考量的是被我們的性格缺陷所傷害的人們。

## 執行步驟八

我們要用體貼他人的反省來執行步驟八。在神的協助下，我們回想那些自己傷害過的人的名字及面貌。我們的工作是寫下他們的名

字，並一一仔細地思索。我們需要檢視和這些人的關係，並且思索自己如何傷害了他們。在思索和記錄時，我們要盡可能徹底而完整，這樣對自己才有幫助。

## 為步驟八做準備

我們透過展現謙卑來為步驟八做準備。願意抱持謙卑，可以讓我們從正確的觀點來看待自己的生命，讓我們與神的計畫及意旨能一致。步驟八需要我們承認在他人蒙受的傷害中自己應付的責任。

實際上，我們需要在生活中留些反省空間，來為步驟八做準備。這可能意味著要參加避靜，或挪出一些時間來保持寧靜及反思。

## 步驟八的禱文

### 都是針對我

神啊，請幫助我記住，這個計畫是針對我的。我發現自己想要評斷、指控、責怪我自已以外的每一個人。我應該要一一列出所有我傷害過的人，但我的腦海卻滿是那些冒犯我的人。這是某種讓我避免面對自己造成他人痛苦的心理防衛機制嗎？

請幫助我掙脫這個絆腳石。我釋放那些傷害我的人。我寬恕。我將這些人放在祢你的手中，神。復仇是屬於祢的。但神啊等等，請別處罰他們。我同樣有錯，請別處罰我。

請幫助我做正確的事。

（取自《十二步驟禱文》〔*12 Step Prayers for A Way Out*〕，61頁。）

在進入十二步驟計畫之前，我們許多人都把生活中的動盪怪罪在父母、親戚與朋友的頭上。我們甚至要神負責。在步驟八，我們要開始解除把自己的不幸怪罪到他人頭上的需求，並對自己的生命負起全部責任。步驟四的盤點揭露出，我們不當的行為不只對自己造成傷害，也對生活中的重要他人造成傷害。現在我們必須準備好全然負起責任，並進行彌補。

步驟一到七協助我們將自己放在十二步驟療癒力量的中心。我們獲得的工具讓我們得以檢視個人經驗，並且了解放下過去的重要性。透過面對過去並將它拋在腦後，我們獲得解脫以便持續個人的成長。就像牢牢附著在船底的藤壺一樣，我們過去的錯誤行為會阻撓我們順利航向充滿平和的生活。

步驟八及步驟九的工作將改善我們與自己及與他人的關係。這兩個步驟也邀請我們遠離孤立與孤單。其中的關鍵因素在於我們願意彌補我們傷害過的人。只要繼續歡迎崇高力量出現在心中，我們就會發展出向別人開放的新態度。這種開放的態度能讓我們為隨後的面對面彌補做好準備。在步驟八，我們檢視過去的每件錯事，並找出受到牽連的人。我們的目的是要彌補及療癒我們的過去，好讓神能轉變現在。

回顧步驟四的盤點將有助於我們確認誰應該列在清單上。彌補是件困難的工作——我們會在執行過程中變得更有技巧，但卻永遠無法真正完成。當我們嘗試了解自己過去的行為時，不舒服的感受會再次浮現。當我們認出自己的行動造成什麼破壞時，我們會了解最大的安慰是我們不會再對自己或他人造成傷害。

對我們許多人來說，承認過錯並且做出必要的彌補是很困難的。我們的生活模式從來都是責怪別人並懲罰對我們犯下過錯的人。當我們仔細檢視自己，我們會了解自己徒勞尋求的懲罰只會造成更大的破

壞。堅持自己的正義，會讓我們失去設定正向目標並予以達成的能力。仇恨和痛苦的循環就此產生，而且讓我們的注意力轉離自己的過錯。

寬恕自己和別人能幫助我們克服怨恨。崇高力量已經寬恕了我們那些使自己與神疏遠的有害行為。發展出寬恕自己的能力，是我們持續康復的一項重要因素。寬恕他人的能力則是基本要素。沒有寬恕的彌補會導致不誠實，也進一步讓生活變得更復雜。

為了修復過去的過錯，我們必須願意去面對這些錯誤，記錄下我們曾經造成的傷害。在逐一寫下我們傷害過的人時，最好讓我們的想法直接朝著把事情做對的方向上。雖然我們的意圖可能碰壁，但我們的想望是要服從神並獲得療癒。我們名單上的人可能對我們懷恨在心，抗拒我們彌補的嘗試。他們可能怨恨太深而堅持不願和我們和解。不論是否被接受，我們必須願意經歷這個彌補的過程。我們所做的彌補主要是對自己有益，而不是對遭我們傷害的人有益。

以下是三種我們可能造成傷害的主要層面，我們必須在那些方面加以彌補：

**物質層面**：以實體方式對個人造成影響的行動，包括：巨額借款或開銷；吝嗇；企圖用金錢買得友誼及愛情；預借金錢去滿足自己。依法同意後拒絕遵守契約或直接詐取。因我們的行為致使他人的人身或財產遭受損害。

**道德層面**：就道德及倫理來說屬於不當的行為，包括在正當、公正及公平上有疑問的狀況。此處主要的議題是關於自己的過錯連累了他人，例如：在小孩、朋友或其他仰賴我們引領的人面前做出不良示範。沉溺於自私的追求且完全無視別人的需要。遺忘生日、節日及其他特別的場合。造成道德上的傷害（如通姦、違背承諾、言語虐待、

缺乏信任、說謊等）。

**靈性層面：**「不履行」的行為，忽略對神、對自己、家庭甚至於對社區的義務。不努力履行義務，對於幫助我們的人未表示感謝。逃避自我養成（例如在健康、教育、娛樂、創意等方面）。忽視生活周遭的其他人，吝於給予支持。

## 個人省思

步驟八透過願意彌補過去的錯誤，開始療癒受損的關係。我們可以放掉怨恨，並開始克服有害的行為所帶給我們的罪惡感、羞愧及自尊低落。藉由願意去做正確的事，我們可以遠離灰暗、憤怒的孤獨世界，朝向光明的未來邁進。透過神的工作及十二步驟所賦予的能力，我們能擁有必需的工具去克服過去的殘破並修補我們破碎的關係。

1. 列出在你過去的錯事中，受害最嚴重的人際關係有哪些。

_____

_____

2. 在哪個人際關係裡你感受到最強烈的怨恨、內疚或羞愧？

_____

_____


要從康復中獲得滿足，我們首先要學習辨認罪惡感、羞愧、怨恨及自我價值低落的感覺。一旦辨識出這些感覺，我們便可以請求崇高力量協助消除它們。這看來似乎是個無比艱困的任務，因為我們可能從有記憶以來就受到這些負向感受所控制。現在，透過執行十二步驟，我們第一次有機會體會到個人的完整與自我權威。我們可以將信心與信任託付在這個康復計畫中，因為它已為數百萬人創造出奇蹟。

**3.彌補可以如何幫助你去除罪惡感、羞愧及怨恨？**

_____

_____

**4.彌補可以如何幫助你提升自尊及改善人際的互動？**

_____

_____

　　步驟八的第一部分特別指出我們要列出自己傷害過的人。在羅列名單時，我們許多人可能會遇到阻力。了解到我們必須與有過衝突的人面對面承認自身過去的錯誤，可能令人感到極為驚駭。步驟五裡讓我們向神、自己及其他任何人承認過錯就夠羞辱的了。在步驟九，我們將要真正直接去接觸那些當事人。

**5.列出你認為對自己或別人有害的行為或經驗。**

_____

_____

　　步驟八從列出我們會感到不舒服的人開始。列出名單時不須考量太多細節；光是列出名單，就能讓自己置身在心思帶領我們前去的地方。這個名單可能包含家庭成員、工作上的夥伴、朋友、債權人、鄰居。名單的長短並不重要，但它可能揭露出我們對自己個人的影響力有不切實際的看法。步驟八讓我們做好準備，可以接受這個康復計畫所提供的漸進療癒過程。願意冒險誠實面對一切，就能夠讓療癒發生。

6.檢視這份你的受害者名單。找出你最常造成人身、情緒或心靈傷害的事情是什麼。

_____

_____

7.找出名單中你覺得最需要去彌補的人。為什麼？

_____

_____

步驟八要求我們面對自己行為的真相，並且願意去做彌補。我們應該準備好願意接受這個結果，並且盡一切可能去補償，不管必須採取什麼方式。這意味去承認自己行為的後果中導致別人傷害的部分。負起責任並做出適當的補償是非常重要的行動。只有透過對自身行為真誠地懺悔，我們才能完成必要的清理，好把過去就此拋諸腦後，並達到我們所渴望的平和與寧靜。

8.找出你對進行彌補是否懷著任何勉強。是什麼讓你感到不情願？

_____

_____

9.你對進行彌補有什麼感覺（例如：焦慮、期盼、懷疑）？

_____

_____

意願是完成步驟八的關鍵因素。願意去寬恕自己和寬恕造成我們傷害的人，是這過程中的重要部分。這可能需要我們非常非常謙卑才做得到。我們已經意識到心懷怨恨和敵意是我們負擔不起的奢侈品——它們不但摧毀我們的寧靜和幸福，還讓我們比那些遭我們怨恨

的人蒙受更大的傷害。抱著怨恨與敵意不放，就像讓沒有包紮起來的傷口擴展加重一樣。它會引起我們不舒服，並讓我們感到憤怒、痛苦和暴躁。這些感受會消耗我們的能量，使別人覺得我們難以相處。

10. 怨恨和敵意如何干擾你進行彌補的意願？

_____

_____

　　我們偶而會無法直接面對名單上的人。他們可能逝世了、離開了或不願與我們見面。不論情況如何，我們仍然要把對方列在名單上。進行步驟九的彌補時，我們就會了解為何彌補是必要的，即使無法面對面進行。願意去彌補，會讓我們從痛苦的感覺中釋放出來，並讓我們能夠體驗到心境上的寧靜及平和。

11. 列出一個你需要去彌補卻無法與他面對面的人。你要彌補的是什麼？

_____

_____

12. 你對自己在進行彌補時可能會遭遇到的對待有何擔憂？誰讓你最感到擔憂？

_____

_____

　　仔細檢視自己傷害過的人時，我們會了解性格缺陷對於破壞我們的生活與人際關係扮演著重大角色。例如：
■ 當我們生氣時，對自己的傷害通常更勝於對其他人。這可能會造成

我們憂鬱或自憐。

■ 我們不負責任的行為帶來長久的財務問題，會使家人及債權人陷入困境。

■ 對別人的質問感到心虛時，我們會抨擊別人而不是誠實地面對自己。

■ 當事情不順己意而受挫時，我們會變得有攻擊性，並恐嚇周遭的人。

■ 因為不顧後果的性行為，我們無法擁有或維持真正的親密關係。

■ 被遺棄的恐懼有時會破壞我們的關係，因為我們不允許別人做他們自己。藉由努力維持我們所要的關係，我們讓自己變得依賴，並企圖控制對方的行為。

13.哪些主要的性格缺陷對你自己或別人造成損害？

_____

_____

14.你害怕進行彌補會帶來什麼後果？

_____

_____

　　列出彌補的名單時，我們需要記得把重點放在自己身上。我們有許多人承受著自己招致的痛苦，因為我們缺乏適當照顧自己的技能。我們把時間及能量花在應付每個人的需求上，從而犧牲了自己。我們成了自己最大的敵人，並且承受過度的自責、罪惡感和羞愧。花些時間仔細檢視我們對自己造成的傷害，而願意寬恕自己，攸關著我們的持續成長。

15. 為什麼寬恕自己是彌補工作的重要因素？

16. 列出你對自己造成傷害的主要方式。

17. 列出哪些情況下，與其擔憂別人還不如將焦點擺在自身處境來得較為合理？

在步驟九，我們要找出我們傷害過的人，並且做必要的彌補。就目前來說，我們需要做的只是列出名單，並描述那些造成傷害的行為。我們行為的後果可能曾經對別人造成情緒、財務或身體上的痛苦。我們需要花足夠的時間去細細思索名單，而且盡可能地考慮周詳。對自己絕對誠實，攸關著我們對自己以往的破壞行為加以補償的能力。

18. 檢視你的名單，找出會造成情緒、財務或身體痛苦的行為。

19. 花些時間去寬恕那些傷害過你的人。寫下「我寬恕……」，或禱告同樣的內容……」。如果你覺得這樣做有困難，試著在下面解釋為什麼你仍然對寬恕對方感到掙扎。

## 小組團體分享

20.這個步驟中的哪三個問題是你想要和其他人分享的？

_____

_____

21.在進行步驟八的書寫功課時，你和步驟研習小組成員間溝通過些什麼？

_____

_____

22.說出你覺得小組團體間在溝通上的開放程度如何。

_____

_____

## 關鍵概念

**彌補**：在十二步驟計畫的框架中，彌補的概念被廣泛定義為「修復過去的損傷」。彌補可以是簡單的道歉，也可以像人身與財務上的法律賠償責任那樣複雜。

**寬恕**：寬恕是步驟八的關鍵部分。當我們執行這個步驟，開始列出自己傷害過的人時，我們馬上就會想到那些傷害過我們的人。或許這種反應是用來逃避承認自己有錯的防衛機制。為什麼我們會這樣，並不重要；重要的是我們要去處理它。我們需要寬恕那些傷害過我們的人，這樣我們才能被寬恕。

# 筆記

.................

.................

.................

.................

.................

.................

# 團體活動

> **活動一：為什麼你的背包裡有一隻猴子**
> **目標：**為一個愚蠢的問題編造答案或藉口。這會幫助我們記
> 　　　住，在彌補的過程中我們不需要為過去的行為找藉口。

□ 繞著團體詢問每個人（一次一個）同一個或不同的愚蠢問題，例
　 如：「為什麼你的背包裡有一隻猴子？」每個人構思答案的時間都
　 一樣（例如十五到三十秒）。鼓勵成員發揮創意想出搞笑的答案或
　 藉口。

□ 答案最有創意或最搞笑的人可以獲得獎品。

□ 花些時間討論，為什麼避免為自身過往的行為對自己或他人編造藉
　 口，有益於的我們健康。討論誘使我們在彌補的過程中找藉口的原
　 因。

活動二：我的面具

需要準備材料：大型牛皮紙袋、麥克筆或蠟筆、剪刀。

目標：示範並討論我們用什麼方式隱藏真正的自己。「我們很
多人會利用偽裝來隱藏自己的痛苦。某些人會試著讓
自己不引人注目，這樣就不會有人像施虐者那樣注意
到自己。有些人會躲藏在幽默、快樂後面或表現得很
『酷』，覺得假如別人看到他們嚴重受到傷害的自我，
就不會愛他們了。有些人壓抑自己的機智、智識或力
量，期待如果不被看見會更加安全。」[*（註）]

□ 用大牛皮紙袋做一個面具。在面具前面畫一張臉，剪出眼睛和嘴巴
的洞。面具代表你在別人面前隱藏自己的方式。

□ 做好面具後，戴上它並用面具所代表的行為或性格進行角色扮演。
戴上面具時，略略說明一下你所扮演的性格或角色。

□ 扮演結束之後，拿下面具，分享真實的自己以及為什麼有時候你需
要隱藏起來。

活動三：誰不見了？

準備材料：至少二十張相同大小的小紙片、一些常見的姓名、
一張桌子。

目標：排列姓名來進行遊戲，考驗我們的記憶力，藉此提醒我
們有關步驟八的工作。

---

[*註] 原註：Reinicke, Melinda, Parables for Personal Growth (San Diego, CA: RPI Publishing Inc., 1993) p. 115.

□ 將二十張紙每一張都寫上一個名字。要確保男、女姓名皆包含在其中。

□ 隨機將十張名片面朝上放在桌上。

□ 讓一位成員花點時間看著這些名片，並試著記下所有的名字。看完之後讓他轉身，然後拿走其中一張名片，並攪亂其餘名片的位置。接著要那位成員轉回身來猜猜看哪一個名字被拿走了，而其他人慢慢地數到十。

□ 如果這位成員正確猜出被拿走的名字，就再加入另一張名片，所以桌上便會有十一個名字。重複上述的過程。如果這位成員又猜對，就繼續增加名字。如果沒猜中，就換其他人進行遊戲。讓每個人都有機會玩到。誰能從最多張名片中猜出被拿走的名字，就是贏家。

# 彌補名單

| 人名 | 關係 | 我的過錯 | 對他人的影響 | 對自己的影響 |
|------|------|----------|--------------|--------------|
| 珍 | 太太 | 憤怒中施加羞辱 | 害怕恐懼，憤怒 | 罪惡感，羞愧 |
| 約翰 | 同事 | 在派對中調情 | 猜疑，羞愧 | 失去自尊 |
| | | | | |
| | | | | |
| | | | | |
| | | | | |
| | | | | |
| | | | | |
| | | | | |
| | | | | |
| | | | | |

## 彌補名單的練習

選擇一個你曾對他造成最大傷害的人,並回答以下的問題。

姓名:＿＿＿＿＿＿＿＿＿＿＿＿＿＿＿＿＿＿＿＿＿＿

傷害:

＿＿＿＿＿＿＿＿＿＿＿＿＿＿＿＿＿＿＿＿＿＿＿＿＿

＿＿＿＿＿＿＿＿＿＿＿＿＿＿＿＿＿＿＿＿＿＿＿＿＿

＿＿＿＿＿＿＿＿＿＿＿＿＿＿＿＿＿＿＿＿＿＿＿＿＿

你要進行彌補的理由是?

＿＿＿＿＿＿＿＿＿＿＿＿＿＿＿＿＿＿＿＿＿＿＿＿＿

＿＿＿＿＿＿＿＿＿＿＿＿＿＿＿＿＿＿＿＿＿＿＿＿＿

你抗拒彌補的原因是什麼?

＿＿＿＿＿＿＿＿＿＿＿＿＿＿＿＿＿＿＿＿＿＿＿＿＿

＿＿＿＿＿＿＿＿＿＿＿＿＿＿＿＿＿＿＿＿＿＿＿＿＿

你對進行彌補有何感受?

＿＿＿＿＿＿＿＿＿＿＿＿＿＿＿＿＿＿＿＿＿＿＿＿＿

＿＿＿＿＿＿＿＿＿＿＿＿＿＿＿＿＿＿＿＿＿＿＿＿＿

什麼性格缺陷影響了你和這個人的關係?

＿＿＿＿＿＿＿＿＿＿＿＿＿＿＿＿＿＿＿＿＿＿＿＿＿

＿＿＿＿＿＿＿＿＿＿＿＿＿＿＿＿＿＿＿＿＿＿＿＿＿

你計劃在何時與如何進行彌補?

＿＿＿＿＿＿＿＿＿＿＿＿＿＿＿＿＿＿＿＿＿＿＿＿＿

＿＿＿＿＿＿＿＿＿＿＿＿＿＿＿＿＿＿＿＿＿＿＿＿＿

■ 步驟九

# 只要有可能，便直接彌補曾經傷害過的人，除非這樣做會對他們或其他人造成傷害

## 認識步驟九

自然災害一直是新聞的焦點。地震、颱風、森林大火、洪水，總會引起我們注意。在短時間內，這些災害是我們主要的焦點。但我們很少有機會看到在災害過去後艱苦的重建。生活、家園、事業及整個社區，通常都要經過修繕及振興，但如果悲劇發生在我們身上，對我們的實際衝擊可就大不相同了。

步驟九就好像災害過後所進行的修繕、重建一樣；不同之處在於我們是整個事件的一部分。透過彌補的過程，我們開始去補償並修復自己過去造成的傷害。在步驟八我們調查傷害並擬出計畫；現在，我們要在步驟九開始行動及彌補自己過去的行為。

## 執行步驟九

步驟九的工作包含親身或間接地接觸我們傷害過的人。我們逐一檢視步驟八所列出的人。我們以溫和、善體人意及諒解的方式接觸每個能夠聯絡上的人。崇高力量會協助我們以最佳的方式進行聯繫。有些人需要透過面對面的接觸，而其他狀況可能要透過改變我們的行為來處理。在某些情況下，因為狀況已經超出我們可控制的範圍，無法直接給予彌補。無論情況如何，神會提供我們所需的智慧及指引。

## 為步驟九做準備

　　步驟九的準備是在步驟八中盡可能完整地列出名單。這份名單應該包括我們自己，並準備好做出個人的彌補。不需要匆忙；重要的是願意去彌補。當我們順著每個名字進行禱告時，神會給我們特別的洞察與指引，並協助我們度過油然而生的恐懼和顧忌。

## 步驟九的禱文

### 步驟九的禱告

　　崇高力量啊，

　　我祈求能以正確的態度去進行彌補，在過程中隨時留心不傷害到別人。我請求祢指引我進行間接的彌補。最重要的是，我會透過維持節制、幫助別人及在靈性道路上成長來持續進行彌補。

（取自《十二步驟禱文》〔*12 Step Prayers for A Way Out*〕，66-67頁。）

　　**步**驟九完成了從步驟四開始的寬恕歷程，並滿足了我們與他人和解的需求。在這步驟裡，我們清理自己園子裡枯萎的樹葉——我們重提往事並丟棄為我們帶來麻煩的舊習慣。我們準備好去面對錯誤、承認錯誤並且請求寬恕。為我們所造成的傷害負責是個令人感到卑下的經驗，因為它迫使我們承認對別人造成的影響。

　　我們可以從崇高力量那裡獲得讓自己得以有效地進行步驟九的才能。我們可以獲得完成這項任務所需的判斷力、仔細衡量時機的敏感度、勇氣及毅力。當我們變得更有勇氣之後，誠實地談論自己過去的行為，並向對方承認我們對他所造成的傷害，就會更加容易且安全。

作出彌補可以幫助我們從許多過去的怨恨中釋放出來。透過向我們所傷害的人尋求寬恕並盡可能加以彌補，我們得以實現寧靜的生活。沒有寬恕，怨恨就會持續破壞我們的成長。作出彌補讓我們從罪惡感中獲得釋放，並且促進了身、心的自由與健康。

我們生命中的某些人會對我們懷恨在心。有些人則是覺得我們具有威脅性，並且怨恨我們的改變。我們可以針對這些人進行禱告，並且要求崇高力量給予我們智慧。神會給我們洞察力去考慮如何適當地面對這些人。如果我們想要全然地寬恕自己，就必須先承認別人因為我們的行為而忍受的痛苦。我們只能祈求神為他們準備好接受我們彌補的心。

某些絆腳石會在步驟九出現。我們可能會告訴自己「時機還沒到」而拖延。我們可能因為找藉口逃避面對我們傷害過的人而延誤彌補。我們必須對自己誠實，並且不要因害怕而拖延。勇氣是成功完成這一步驟的重要必需品。步驟九的精神涵蓋了決定去彌補及願意接受過去的結果。

另一個延遲的念頭，是很想乾脆既往不究。我們會辯解說過去已經過去了，沒有必要再提到過去的事情來挑起更多麻煩。我們幻想著不需要對過去的錯誤加以彌補，認為只要做到改變目前的行為就好了。有些過去的行為的確不用直接處理便可以停止。在旅程中的這一部分裡，別人的支持能讓我們面對彌補名單上的人和議題。能夠面對過去的害怕與怨恨的能力，攸關著我們改善之後的生活能否充滿和平及寧靜。

## 個人省思

為了完成步驟九，我們需要檢視步驟八的名單，並決定適當的方法——進行彌補。大部分的情況需要直接接觸，雖然有些只需透過改

變自己的行為就能處理。其他的彌補可能因為我們無法控制的情況而需要間接進行。無論選擇哪一種方案，重要的是必須等我們準備好了再去進行彌補，並且盡可能地予以完成。

1. 彌補名單上，誰引起你最多的焦慮？你的顧慮是什麼？

_____

_____

2. 彌補名單上有任何人是過去讓你感到憎恨的嗎？你現在的感覺是什麼？

_____

_____


步驟九的彌補可分成兩個部分：

## 只要有可能，直接彌補傷害過的這個人

　　當我們準備好時，要對那些能接觸到的人直接進行彌補。這些人包含家人、債權人、同事及其他我們應該彌補的人。他們可以是朋友、敵人或是與我們有生意往來的人。

　　進行彌補的時候，我們必須竭盡全力修復已造成的損害。對方的反應可能會讓我們驚訝，特別是當我們的彌補被接受時。我們可能會疑惑自己為什麼等這麼久才去解決這個衝突。

3. 想到要彌補敵人，你會有什麼反應？

_____

_____

4. 什麼干擾了你進行直接彌補的意願？

---

　　有些情況讓我們無法直接親身接觸。這些情況包括我們無法找到對方，或對方已經過世了。這個時候，間接地彌補可以滿足我們和解的需要。間接彌補可以透過禱告或寫信的方式來達成，就好像我們正在與那位不在眼前的人進行交流。重點在於，我們必須將接觸視為讓彌補得以進行的必要條件。我們也可以透過對一些不認識的人表達善意來做出彌補，只要他們與我們傷害過的人有某些關係。

5. 當你不可能直接接觸時，禱告或書寫可以怎麼幫助你進行彌補？

6. 你是否有可以透過善待他人來完成的間接彌補情況？請加以說明。

## 除非這樣做會對他們或其他人造成傷害

　　步驟九也適用於我們只能給予部分補償的人，因為完整地揭露會傷害他們或其他人。這些人可能包括配偶、前伴侶、前生意夥伴或朋友。我們必須分析完整的揭露可能會對他們帶來的傷害。對配偶不忠的情況尤其要如此。在這樣的情況下，如果我們做了直接的補償，可能會對牽涉其中的所有人都造成不可挽回的損害。即使這個問題必須討論，我們也應該避免對第三方造成傷害。對不忠實進行彌補

的方式，可以是將真誠的情感和關懷專注於我們曾做出愛情承諾的人身上。

7. 你的彌補名單中有誰屬於這一類？完整地揭露會如何造成傷害？

_____

_____

8. 描述你在彌補那些持續對你有意見的人時遭遇到的任何困難。

_____

_____


　　在某些情況下，彌補可能會導致嚴重的後果。如果牽涉到可能導致失業、監禁、與家人疏離的情況時，我們需要謹慎地衡量後果。如果拖延彌補只是因為對自己或別人感到恐懼，我們會是最終受苦的人。在這情況下，我們可向外尋求諮商師、牧師或親近的朋友引導我們決定如何繼續進行。否則的話，我們的成長會受到延誤，在打造嶄新而更加健康的生活時，進展也會出現停滯。

9. 描述一個你在進行直接彌補前需要徵詢建議的情況？

_____

_____

10. 哪一個彌補需要你歸還某些東西（像是金錢、書、傢俱、尊重或榮譽）？

_____

_____

有些彌補需要延後進行。在需要延後進行的情況下，徵詢建議是明智的。突然去接觸一個因我們所造成的傷害而仍然深感痛苦的人，不是可取的行為。當我們自己的痛苦仍然深深埋在心中時，保持耐心可能是比較明智的選擇。時機很重要。我們最終的目標是獲得個人成長及和解。魯莽和匆忙可能會造成更多的傷害。

11.你的彌補名單中有誰屬於這一類？太快進行彌補可能會造成什麼傷害？

_____

_____

12.彌補應該能鼓勵和支持你以及其他人。你曾有過無法帶來振奮的彌補經驗嗎？請加以說明。

_____

_____


如同我們已經學到的，某些情況需要多加顧慮及考量時機。最好的狀況是慢慢地進行並充分完成彌補，而不是匆忙地造成更多的傷害。在此，神是提供我們援助與安慰的重大來源。我們需要不斷地意識到，崇高力量此時與我們同在，而且在這旅程中會繼續相伴。別人可能不了解或不支持我們的彌補歷程，但神已經準備好協助我們完成這趟歷程。

13.如果你對別人很慷慨，你會希望得到什麼獎勵？（可以是精神上的、情感上的或物質上的）

_____

_____

14.描述一個你批評他人並造成那人傷害的具體情況。

_____

_____


　　為了協助進行彌補，花些時間禱告及沉思默想，然後擬出一個時間表，寫上要聯絡的人、要些說什麼、怎麼說以及何時說。如果不可能面對面接觸，寫信或打電話都是可接受的彌補管道。有時候親身會面並不是最讓人接受的方式。重要的是，要趁還來得及的時候進行彌補。成功的彌補會改善我們與自己傷害過的人的關係，並促進我們和別人的關係。


15.列出任何你拖欠而需要償還的債務。你打算怎麼去賠償？

_____

_____


　　進行這個步驟時，我們需要區分彌補和道歉。道歉是正確的，但並不能替代彌補。某個人可以因工作遲到而道歉，但除非遲到的行為改正過來，否則不算是做出了彌補。在必要時道歉很重要，但更重要的是，承諾去改變那些無法被接受的行為。


16.列出一個例子顯示你道歉了但並沒有改正自己的行為做為彌補。

_____

_____


17.解釋你報復的慾望是如何阻礙你進行恰當的彌補？

_____

_____

在情緒和精神上偶而出現復發是預料中事，也應該即時加以處理，否則它們會阻礙我們成功進行彌補的能力。當復發出現時，我們必須接受這可能是我們沒有有效執行計畫的警訊。或許我們因為沒有每天禱告而背離了神，那麼我們就需要回到步驟三。我們也可能在盤點的時候排除了什麼東西，所以需要回到步驟四。或者我們不願意放棄自我挫敗的行為，那麼就需要回到步驟六。

18. 列出你最近復發的例子，以及你如何處理。

_____

_____

19. 哪一些性格缺陷造成你那些復發？

_____

_____

步驟八及步驟九協助我們修補過去。透過這些步驟，我們負起造成別人傷害的責任，並在必要時進行補償；我們有機會對過去的錯誤做彌補來挽救自己，並且可以期待未來的生活既健康又有所收穫。我們現在有能力重建自尊，與自己和別人達成和平的關係，並且與自己周遭的世界以及神和諧共處。

20. 你在彌補過去所造成的傷害時，同時你的自尊也得以成長。你對今天的自己感覺如何？

_____

_____

21. 你在進行直接彌補時，遭遇到什麼困難？

_____

## 小組團體分享

22.這個步驟中的哪三個問題是你想要和其他人分享的？

23.從你寫給自己的彌補信中，選擇一些重點與小組團體分享。

24.你的小組團體能做些什麼來幫助你進行步驟九的工作？

## 關鍵概念

**直接彌補**：直接彌補是指彌補我們傷害過的那個人本身。我們訂下見面時間或擬出計畫，與他們進行個人的會面。如果相隔遙遠成為問題，我們可透過電話或寫信方式聯繫。彌補的內容要包括讓他們得知我們正在進行的康復計畫需要我們做出彌補。我們要請求對方允許我們彌補他；然後以不責怪對方或其他人的態度進行彌補。（請見223-224頁「彌補別人的練習」。）

**間接彌補**：間接彌補是指彌補的時候並非直接面對遭受我們傷害的那個人本身。這些情況包括對方已經過世、不知道對方身在何處，或是基於某些原因無法接近。我們可以透過無需寄出的書信、對神祈禱或善待被我們傷害過的人的家屬，來進行間接彌補。

**彌補自己**：受我們傷害最深的人常常是我們自己。如果沒有花時間改正關於自己的事，彌補的過程就不算完成。最好的方法就是透過寫

彌補信給自己，然後坐在鏡子前讀出來。（請見 224-225 頁「彌補自己的練習」。）

## 筆記

---------------------------------------------------------------

---------------------------------------------------------------

---------------------------------------------------------------

---------------------------------------------------------------

---------------------------------------------------------------

## 團體活動

> **活動一：讓「狼來了」的男孩做出彌補**
> **目標：**透過角色扮演大叫狼來了的男孩進行彌補來學習步驟
>    九，演練男孩在彌補過程中可能會經歷的情況。

☐ 找出至少四個人扮演以下的角色（註：一個人可以代表一群人）：
   大叫「狼來了」的男孩、男孩的父母、前來拯救的村民、綿羊（當
   然是會說話的綿羊）。如果可以，給角色扮演者一週的時間準備。

☐ 演出男孩對以上提到的人或動物進行彌補。確定父母、村民及綿羊
   預先知道應該給予適當的給回應。

☐ 角色扮演後，討論男孩進行得好不好。有些成員可能會給些建議或
   替代方式。

活動二：打斷鎖鍊

準備材料：圖畫紙（切成長條狀或提供剪刀）和釘書機。

目標：步驟九象徵我們掙脫的束縛。很多人發現，彌補比其他
　　　步驟更能解除過去的束縛。

□ 用釘書機和長條狀的圖畫紙，做出一個紙鎖鍊，大約四十五公分
　長。

□ 用紙鎖鍊把雙手手腕纏繞在一起。其他人會提供協助。

□ 當每個人都被紙鎖鍊銬上後，分別說出你最希望彌補能讓自己打破
　什麼主要的束縛。

□ 進行團體禱告。請求崇高力量協助我們打破剛剛所提及的束縛。禱
　告之後，掙斷紙鎖鍊來象徵神提供了拯救。

活動三：讓我解釋一下

準備材料：足夠供應一半團體成員使用的紙和鉛筆。

目標：僅靠對方的語言指示，將圖畫出來，藉此測試溝通技
　　　巧。步驟九關乎的就是溝通，而準確表達自己真正的意
　　　思是非常重要的。

□ 預先畫出一個簡單而抽象的線條圖（例如一個上面有根天線的正方
　形裡，有一個頂著一個三角形的圓），影印好足夠給一半團體成員
　的張數，切記不能讓任何人看到圖樣。

□ 兩兩一組背對背坐著。事先安排好一排背對背的椅子。

□ 給其中一邊的人白紙和鉛筆，給另外一邊的人那張圖。確定拿著白
　紙的那邊不會看到那張圖。

□ 拿到圖的那邊要說明這張圖的內容，好讓搭檔依照指示把它畫出來。限制五分鐘內完成。

□ 時間到了之後，展示畫好的圖。

□ 討論與人溝通細節的困難，就像我們進行彌補時可能會遭遇的狀況一樣。

## 彌補別人的練習

以下是針對概念和進行程序的摘要，對於準備和進行步驟九的彌補工作是很有用的。讓自己和神的意旨一致，請求崇高力量給予你正確的心態，讓你能夠做到下列所述內容。

### 態度

■ 愛自己以及你要進行彌補的人，寬恕自己以及你要進行彌補的人。

■ 注意不可以指責的方式與人溝通。

■ 對你所要說的事負責。

■ 願意去接受所有結果。

■ 抗拒想要對方有具體回應的渴望。

■ 願意將你的焦慮交託給崇高力量。

### 準備

■ 投注時間於禱告及沉思默想。

■ 如果你感到憤怒或煩亂，就延遲進行彌補。

■ 保持簡單。細節及解釋是不必要的。

■ 要記得，彌補與對方的自身狀況無關。

■ 表達出你的想望，或請求允許彌補。

**彌補範例**

- 當＿＿＿＿＿＿＿＿＿＿在我們之間發生時，我感到＿＿＿＿＿＿（害怕，不知所措，被遺棄等）。我請求你寬恕我所做的＿＿＿＿＿＿＿＿＿＿＿＿＿＿＿＿（傷害），也寬恕過去我的想法、話語或行動造成你痛苦的任何作為。我請求你的寬恕，並向你保證我願意改變及善待你。

- 我想要針對＿＿＿＿＿＿＿＿＿＿＿＿向你彌補。對於我過去因為出於＿＿＿＿＿＿＿＿＿＿（害怕、輕率等）及困惑而對你說的所有話，請求你的原諒。我承諾給予你愛與關懷。

選擇一個你想進行彌補的人。

**這個人是誰？你想進行彌補的理由是什麼？**＿＿＿＿＿＿＿＿＿＿＿

＿＿＿＿＿＿＿＿＿＿＿＿＿＿＿＿＿＿＿＿＿＿＿＿＿＿＿＿＿＿＿

**你要如何與溝通對方這個彌補行動？**＿＿＿＿＿＿＿＿＿＿＿＿＿＿

＿＿＿＿＿＿＿＿＿＿＿＿＿＿＿＿＿＿＿＿＿＿＿＿＿＿＿＿＿＿＿

＿＿＿＿＿＿＿＿＿＿＿＿＿＿＿＿＿＿＿＿＿＿＿＿＿＿＿＿＿＿＿

## 彌補自己的練習

以下是針對彌補自己時的指引。

**態度**

- 願意去愛和原諒自己。
- 知道你自己想說些什麼，並為自己的行為負責。
- 對自己有合理的期待。
- 願意將你的焦慮交託給崇高力量。

**準備**

■ 投注時間於禱告及沉思默想。

■ 如果你感到憤怒或煩亂，就延遲進行彌補。

■ 保持簡單。解釋是不必要的。

■ 請記得，彌補是針對自己，與他人無關。

**彌補範例**

■ 當＿＿＿＿＿＿＿＿＿發生時，我感到＿＿＿＿＿＿＿（害怕，不知所措，被遺棄等）。我原諒對自己所做的＿＿＿＿＿＿＿＿＿＿＿＿（傷害），也寬恕過去經由我的想法、話語或行動造成自己痛苦的任何作為。

■ 我想要針對＿＿＿＿＿＿＿＿＿＿彌補我自己。我原諒我過去因為＿＿＿＿＿＿＿＿＿（害怕、輕率等）及困惑所說的所有話。

寫下給自己的彌補信。

親愛的＿＿＿＿＿＿＿＿＿＿，

＿＿＿＿＿＿＿＿＿＿＿＿＿＿＿＿＿＿＿＿＿＿＿＿＿＿

＿＿＿＿＿＿＿＿＿＿＿＿＿＿＿＿＿＿＿＿＿＿＿＿＿＿

＿＿＿＿＿＿＿＿＿＿＿＿＿＿＿＿＿＿＿＿＿＿＿＿＿＿

＿＿＿＿＿＿＿＿＿＿＿＿＿＿＿＿＿＿＿＿＿＿＿＿＿＿

寫下這封信後，你的感覺如何？＿＿＿＿＿＿＿＿＿＿＿＿＿

＿＿＿＿＿＿＿＿＿＿＿＿＿＿＿＿＿＿＿＿＿＿＿＿＿＿

＿＿＿＿＿＿＿＿＿＿＿＿＿＿＿＿＿＿＿＿＿＿＿＿＿＿

# 持續個人的品行盤點，且當我們犯錯的時候，馬上認錯

## 認識步驟十

任何開墾過花園的人，都知道保持花園繁茂所需的照料工作。我們必須清除石塊與雜草，施肥、築堤保水、播種、灌溉與除蟲。接著需要持續不斷地清除雜草，如果不聞不問，花園就會被雜草再次佔領。只要花園的所在曾經滿佈雜草，雜草似乎就永遠伺機著要取回失土。

我們的康復歷程就像是這座花園。我們的生活曾經被雜草——也就是自我挫敗的行為——所佔領，但是神已經幫助我們在生命中闢出一片花園，祂拔去雜草，並使一些美妙的事物各得其所地茁壯生長。神以十二步驟做為工具，把我們提升到一個事物迥然不同的地方；我們開始看見收穫的跡象，看見改變得以持久的跡象。在這座新的生命花園中，我們當然也會看見雜草捲土重來，因為雜草並不容易完全根除。事實上，只要我們活著，那些雜草，也就是我們舊有的自我挫敗行為，就會伺機再次攫取我們的生活。也因此我們需要時時警惕步驟十的工作，持續進行個人盤點，保護我們自己的生命花園。

## 執行步驟十

步驟十其實就是步驟四到步驟九的摘要：我們盤點自己的生命，並承認自己所發現的一切；我們變得願意讓崇高力量來改變我們，然

後謙卑地請求神去除我們的缺陷；我們列出必須進行的彌補，並且加以執行。。而步驟十的新要領，是定期地盤點：我們得要保留出固定的時間進行個人盤點。

## 為步驟十做準備

為步驟十做準備的最佳方式，便是排定時間進行個人盤點。排定時間非常重要，否則我們往往會閃避盤點工作。我們可以將每日的靈修或寫日記的時間保留一部分來進行盤點。另一個選擇是，在中午休息或上床睡覺前勻出時間來進行。另一種為時較長的盤點，則是在週末前往避靜中心進行，一季一次或一年二次。不論間隔的時間是長是短，步驟十的重點在於承諾定期的盤點。

## 步驟十的禱文

### 步驟十禱文

我祈禱我可以持續地：

在理解及效率方面有所成長；

每天隨時自我盤點；

犯錯時予以改正；

為自己的行為負起責任；

時時覺察自己負面的、自我挫敗的態度與行為；

約束自己的任性；

永遠記住自己需要祢的幫助；

以愛及包容對待所有人，以此為我的座右銘；並且

持續每日祈禱自己能全力服從祢，我的崇高力量。

（取自《十二步驟禱文》〔*12 Step Prayers for A Way Out*〕，75頁。）

在步驟十，我們開始進行十二步驟計畫中的養護部分。我們將學習如何維持我們已經達到的成果、讓自己變得更有信心，並帶著喜悅繼續進行這趟心靈之旅。前九個步驟，讓我們的房子變得井然有序，也讓我們能夠改變之前的一些破壞行為。這趟旅程需要我們持續地依賴崇高力量的指引。當我們更能夠在照顧自己以及對待別人方面發展出較為健康的新方式，我們的工作便有了回報。

　　某些人或許會懷疑，我們在生命中所經驗到的平和、寧靜究竟是永久的，還是只是曇花一現。執行這些步驟已經幫助我們了解自己有多脆弱。但是，透過每天實行這些步驟以及崇高力量與我們同在的慈愛，我們將能夠達成並維繫新近獲得的和諧。我們建立關係的技巧將會有改善，也會看到自己和別人的互動品質有了新的提升。

　　在此時，我們可能會很想像以前一樣虛張聲勢，相信自己已經痊癒了。我們可能認為自己已經知道所有的答案，可以就此停住；我們自我感覺良好，看不出有何必要得繼續執行這個康復計畫。我們容許其他活動干擾計畫進行，並為不參加聚會及丟棄計畫找尋藉口。對此，我們必須抗拒中途停止的誘惑，並且了解一旦屈服的話，會阻撓我們實現為自己所設下的目標。唯一能讓我們的成功得以維繫的方式，便是願意在有生之年繼續仰賴神，並每天實踐這些步驟中的原則。

　　步驟十指出了一條讓靈性持續成長的道路。過去，我們因為疏忽自己的所作所為，以致不斷承受行為後果帶來的問題；我們忽略小的問題，任由它變大，直到氾濫成災。由於我們缺乏敏感度及改善問題的技巧去，致使我們無效的行為在生活中大肆破壞。在步驟十，我們

擺脫成癮，啟動轉化

要有意識地檢視自己每天的所作所為，且必要時勇於承認自己的錯誤。我們要仔細檢視自己，查找錯誤，立即認錯，並尋求神指引我們去改變。

當我們如此仔細監控自己的行為和反應時，絕不能過於嚴厲批判自己，不然我們可能會重蹈以往的負面態度。我們必須了解，情緒及心靈上的自我養成需要的是日夜匪懈、愛的理解以及耐心。生命不會停滯，反而常常改變，而每一次改變都需要適應及成長。

個人盤點是一項日日檢視自己強項和弱項、動機和行為的工作。每日的盤點不需要花很多時間，通常十五分鐘即可完成。一旦養成紀律而且規律執行，這些時間對於要讓已經展開的有益工作得以延續，其實只是小小的代價。

重點在於，要監控自己是否出現舊有態度及行為模式捲土重來的跡象。我們可能企圖獨自掌控自己的生活、操縱別人，或漸漸回復舊有的怨恨、不誠實、自私等模式。一旦看見這些舊有的習氣又出現時，我們必須立刻請求崇高力量的原諒，然後進行必要的補償。每天實行步驟十，可以讓我們維持誠實與謙卑，並得以持續進步與成長。

當我們藉由規律的盤點來檢視自己的行為時，我們會變得更能意識到自己的強項和弱點。當我們情緒達到平衡時，就比較不會屈服於憤怒、孤獨及自以為正當的情緒中。個人的盤點幫助我們發現我們是誰、我們是什麼以及我們要去那裡。我們會變得更加專注，並為我們所冀求的生活做好更充足的準備。

## 個人省思

十二步驟強調規律進行個人盤點的必要性，因為許多人尚未發展

---

備忘：在繼續之前，請先參閱第 241-242 頁的「步驟十當日盤點日誌」。

出自我評估的基本工具。隨著時間過去，我們將會看見個人盤點的價值。雖然步驟十的盤點需要花一些時間與精力去完成，但結果是值得的。以下建議三種不同的盤點模式，每一種各有其不同的目的；分別是：隨時盤點、當日盤點與長週期盤點。

1. 你過去是否曾成功培養出良好的個人習慣，例如：冥想、運動或閱讀？如果有，請說明。如果沒有，是什麼阻礙了你？

_____

_____

2. 你的哪一種自我挫敗行為最常重複出現？

_____

_____

## 隨時盤點

隨時盤點是指一天之內數次暫停下來，以便評估自己的行為與態度。這是針對我們的行動、思緒及動機予以簡短的檢視。這樣的檢視對於平復激動的情緒很有用，並且可以讓我們知道自己在做些什麼。這是一個檢視情境的機會，讓我們查看自己哪裡錯了，並且立即予以改正。時時盤點並馬上認錯，可以讓我們免於犯錯並使心靈得以成長。這是個使我們的生活擺脫憤怒、怨恨與無法原諒的好方法。

3. 請描述一個你最近犯了過錯但立即承認的狀況。

_____

_____

4. 你可以做些什麼來提醒自己在一天之中進行隨時盤點？

_____

## 當日盤點

　　在每一天結束之際或次日即將展開之時回顧發生了什麼事，是很重要的。我們應該每天檢視一下自己的生活，藉此提醒自己這個康復計畫的實踐是一次持續一天。這個檢視的動作，在神的指引之下，使我們把焦點集中在當下，阻止我們憂慮未來或活在過去。這是一個讓我們每天都能察覺自己的想法、感受和行動的機會。

5.你覺得當日盤點可以如何增進你與別人相處的能力？

---

6.請舉出一個因為你改正錯誤而解救自己免於承受不必要的結果與痛苦的例子。

---

　　我們可以將當日盤點視為當天的收支平衡表——一個好與壞的總結。這讓我們有機會細細思索自己如何與他人以及發生的事物互動，也提醒我們自己所遭遇的困難。如果我們表現良好，我們可以覺得舒坦並認可自己的進步；如果我們努力過卻失敗了，也要認可自己勇於嘗試，然後做出彌補，並心平氣和地繼續向前。只要執行這項康復計畫，我們便可以確定：我們的成功將會與日俱增。

7. 請舉出一個你最近做出不恰當行為的狀況。當你發現自己錯了，你做了什麼？

_____

_____

8. 請舉出一個你最近無法化解憤怒情緒的狀況。這對你產生了什麼影響？

_____

_____

　　日後還會發生挑戰我們的堅持與承諾的情況。我們對自己的意圖必須盡可能誠實並清楚了解。花幾分鐘時間去回顧我們在步驟四中的盤點，將可提供有助於我們康復的洞察。要加以思量的事情如下：

■ 如果我們開始自我隔離且感到退縮，就需要向外尋求協助，找朋友吐露困難。

■ 如果我們鬆懈退步了，開始試圖去控制及利用別人，就需要認清並請求崇高力量予以改正。

■ 如果我們開始與別人比較且感到不如別人，就需要向外尋找支持的朋友。然後我們便可以誠實檢視自己的感覺，以便重新找回自我價值。

■ 如果我們開始出現沉迷或強迫的狀況，也沒有照顧好自己，就需要停下來，並向崇高力量尋求幫助。我們需要確定我們正在努力實現什麼未獲得滿足的需求，並了解如何滿足這些需求。

■ 如果我們害怕權威人士，就需要找出自己恐懼的原因，並請求崇高力量的幫助。

■ 如果我們感到憂鬱沮喪，就需要試著找出引發退縮或感到難過的核心議題何在。

■ 如果我們壓抑自己的感覺，就需要擔起必要的風險，自信地表達自己的感覺。

9. 哪些無效的行為一直出現在你的當日盤點中？你覺得為什麼那些行為會一直出現？

---

---

10. 你認為這個康復計畫在你生活中的哪個部分，最能幫助你誠實地面對鏡中的自己？

---

---

## 長週期盤點

　　長週期盤點可以在你單獨一個人的時候或離開一段時間來完成。這些都是特保留下來，以便對自己的生活能夠加以細細思考的日子。我們可能參與閉關，或找尋獨處之地。這是一段重要的時間，提供我們機會再次立定決心，要活出更健康、更充實的生活。

11. 你花多少時間一個人反思你自己的生活？獨處對你有什麼幫助？

---

---

12. 什麼方式讓你經驗到自己與崇高力量的關係？如果沒有，什麼阻礙了你？

---

---

長週期盤點可能一年進行一至二次，讓我們有機會細細思索自己的進展。我們可能有機會看到自己明顯改變，並再次許下希望與勇氣。我們必須小心不誇大自我，也必須提醒自己，我們的進步是來自於神的幫助及謹慎的靈性成長所致。長週期盤點幫助我們認識到自己生活中的問題，讓我們能從更廣的視角來看待自己的行為，從而有機會作出重大改變。在這些特別的盤點中，我們不只會發現新的缺點，也會發現新的強項。

13.你發現性格中有哪些不曾出現在你步驟四盤點的新缺陷？

_____

_____

14.你的「新自我」與「舊自我」有何不同？

_____

_____

　　如果我們真心想改變自己的生活方式，除了規律進行個人盤點外，也要持續與康復中的其他人互動。這提醒了我們一件事：我們並不特別──每個人多多少少都經歷過挫折，沒有人永遠是「對的」。透過這樣的認識，我們得以發展出寬恕與理解的能力，並且能愛他人真正的面貌，不管他們處境如何。只要我們表現善意、禮貌和公正，就能經常得到相同的回報，並在許多人際關係中實現和諧。

15.最近的經驗中你出現哪些新的強項？

_____

_____

隨著康復的進展，我們會了解到，憤怒或者容許別人讓自己感到痛苦，其實一點意義也沒有。藉由定期而規律的盤點以及立即認錯，我們不再心懷怨恨，並且對自己與他人都能保有尊嚴與尊重。

16. 你現在都怎麼處理憤怒與怨恨？

_____

_____

17. 列出你能夠理解他人的例子。描述一下你保持鎮定時所產生的感覺。

_____

_____

　　認真地執行步驟十有很多好處；最重要的是，它加強和保護我們的康復。它讓我們不會回到舊有的模式或行為之中，例如：

- 藉由酒精或毒品來處理任何的不舒服。
- 藉由強迫行為（例如吃東西或購物）讓自己轉移注意力。
- 藉由自我隔離讓自己躲避生活。
- 藉由操控別人來否認自己的需要。
- 藉由幻想來逃避現實。
- 藉由取悅他人來撫平自己的低自尊。

18. 你在哪些地方退回到舊有的行為？

_____

_____

執行十二步驟計畫是我們發展日常生活紀律的一種方式，加深我們對神的愛，並對自己犯下的錯誤真心地感到抱歉。它幫助我們不斷努力地改善自己與崇高力量及其他人之間的關係。學習每日面對自己的錯誤並立即改正，使得神有機會鑄造我們的性格與生活方式。拖延承認錯誤，便顯示出對步驟十的阻抗，這不僅有害，也會使事情愈來愈糟。

持續實行步驟十會帶來許多獎勵，例如：

■ 我們在人際關係中的問題將減輕。進行盤點且馬上認錯，可以化解許多誤解，免除進一步的糾紛。

■ 我們學會表達自己，也不害怕被「發現」。我們會了解，只要坦誠，就不需要隱藏在虛假的東西後面。

■ 我們不再需要假裝自己是完美的，可以坦率地承認自己的錯誤。

■ 當我們承認自己的錯誤時，其他人可能會變得能夠覺察到他們自己行為上的問題。我們會變得更能了解別人，也更能誠實地表達自己。

19.在進行當日盤點、發現錯誤並立即承認的過程中，你有什麼成功的經驗？

_____

_____

20.請描述你對生活方式所做的改變。

_____

_____

## 小組團體分享

21.這個步驟有哪三個問題讓你想與其他人分享？

_____

_____

22.檢視你上週的當日盤點日誌中的行為。你在哪一方面表現良好？哪一方面表現不好？

_____

_____

23.分享一個你上週經驗到神幫助你克服誘惑的情境。

_____

_____

## 關鍵概念

**個人盤點**：步驟十的個人盤點非常像步驟四的品行盤點。差別在於步驟十的盤點是持續且經常進行的。「個人」這個字眼的概念是為了提醒我們，這個盤點是針對我們自己，不是針對他人。

**隨時盤點**：隨時盤點是最常進行的自我評估。我們藉由隨時盤點來監控自己一天之中的一言一行。我們可以指定日常生活中的某個物件或東西做為提醒。例如，在桌曆上標示一個紅點，做為進行隨時盤點的提醒；將一則禱文貼在冰箱的門上，也可能有助於我們記住隨時盤點。

**當日盤點**：執行當日盤點，需要事先預留一天當中最適當的時間，可能是睡前的幾分鐘，或一早醒來我們的內心最清明的時刻。最好能使用日記簿或盤點日誌來記錄當日盤點；這可以提醒我們進展正在進行著——一次持續一天。

**長週期盤點**：長週期盤點是指經過較長時間之後才進行的盤點工

作。可能每季、每半年或每年執行一次，但間隔多長不是重點，重點在於偶爾從周遭脫身，針對一段較長的時間進行徹底的盤點。藉由這個方式，我們往往可以觀察到自己生活中的模式或規律變化。如果有可能，為這項盤點工作找尋某種避靜或獨處方式，會有幫助。

## 筆記

_____

_____

_____

_____

_____

_____

## 團體活動

> **活動一：壞脾氣的貓咪**
>
> **準備材料：碼表。**
>
> **目標：**試著使小組團體成員發笑。這個活動旨在享受樂趣，但它也以好玩的方式提醒我們，在步驟十要持續盤點像「凍結感受」這樣的項目。

☐ 選定對象擔任鬼。

☐ 其他成員排成一直線，讓鬼一次和一個人面對面十五秒鐘。在這十五秒鐘裡，鬼必須設法讓和他相對的那位成員笑出來，而成員必須努力不笑出來。

☐ 如果鬼成功在十五秒內讓對方笑出來，笑出來的那位成員就成為下一個鬼。

□ 遊戲結束後，討論自己的情緒健康狀態。例如，你是否覺得露出笑容或是享受生活比較容易了？

---

活動二：紙飛機
準備材料：純白紙張。
目標：折出紙飛機，透過反覆試飛、修改紙飛機本身設計、結構的改善、校正過程，讓紙飛機能夠飛到最遠的距離。這個活動是步驟十的比喻，就像我們必須不斷自我盤點、改進一樣。

---

□ 摺出一架紙飛機，在上面做出個人記號。目標設定為讓你自己的紙飛機飛到最遠。
□ 擲出你的紙飛機，以便初步測試飛行距離。記下誰的紙飛機飛得最遠。
□ 收回你的紙飛機進行調整，讓它能增加飛行距離。你可以選擇用新的紙重新摺一架紙飛機。也可以參考別人成功的設計。接著反覆進行飛行測試。
□ 經過四至五次的飛行測試後，進入決賽階段。贏家可以獲得獎勵。
□ 討論你在生活中曾經做過哪些行進途中的校正與改變。討論你如何學習並借用他人的好點子。

---

活動三：聯想再現
準備材料：紙張與鉛筆（每人發放一份）。
目標：進行趣味性的詞彙聯想，思考我們為何選擇某些詞彙。

□ 提前準備好一張詞彙單（上列十至二十個詞彙）。上面所列的詞彙在進行活動時會被讀出來當成提示。不要提早讓大家看見單上所列的詞彙。

□ 每個人都備妥紙筆後，逐一讀出詞彙單上的詞。每個詞的誦讀間距至少五秒。

□ 每位參與者聽到誦讀出來的提示詞後，必須寫下腦中躍出的詞彙。例如，提示詞如果為「月光」，參與者腦中出現的對應詞彙可以是「海灣」或是「日光」。最先想到什麼，就寫下什麼。

□ 待詞彙單誦讀完畢，參與者都寫下自己的回答後，再一次逐一誦讀詞彙單。這一次，請參與者依序按照被讀出的提示詞，分享自己所寫下的聯想詞彙。讓他們想想自己選擇這些字詞來回應的可能緣由。

□ 最後，請討論一些以制約反應的形式出現的持續性性格缺陷，例如：憤怒回擊、譏諷、刻薄的幽默等。

## 評量個人成長的重要指標

此處的指標所提供的內容，用意在於協助你評量個人的成長。這些內容包括步驟四盤點作業中提到的情感與行為。此處再次呈現出來，是為了讓你有機會評估自己在這些重要部分中的進展如何。

進行這項盤點時，請選擇最適用於你的特質、感受或行為來填寫。不要想一次處理所有項目。利用近期發生的事件來評量，盡可能精確地記錄你的一言一行。慢慢來。這個過程能讓你評量自己的進步。誠實並徹底進行這些盤點的話，主要的受益人會是你自己。

在每一個性格特質、感受或行為的最後有個自我評量；這與步驟四所使用的自我評估是一樣的。此處再次出現，是讓你有另一次衡量自己成長的機會。

擺脫成癮，啟動轉化

## 步驟十當日盤點日誌

這個盤點日誌最有效的使用方式,是鎖定你在本週內想要專注的三個性格弱點和三個性格強項。將本空白表單先影印數份,以供日後專注於其他行為時使用。當你在處理所選擇的行為時,下列的評分方式將能幫助你記錄面對自己和他人時那些特質發揮作用的程度。

使用下列評分方式來記錄你各項特質每天發揮作用的程度:

0 = 弱,1 = 尚可,2 = 中等,3 = 良好,4 = 優秀

| 性格(弱點) | 週一 | 週二 | 週三 | 週四 | 週五 | 週六 | 週日 |
|---|---|---|---|---|---|---|---|
| 放棄 | | | | | | | |
| 憤怒╱怨恨 | | | | | | | |
| 尋求認同 | | | | | | | |
| 照顧別人 | | | | | | | |
| 控制 | | | | | | | |
| 憂鬱╱自怨自艾 | | | | | | | |
| 不誠實 | | | | | | | |
| 凍結感受 | | | | | | | |
| 自我隔離 | | | | | | | |
| 低自尊 | | | | | | | |
| 過度負責 | | | | | | | |
| 拖延 | | | | | | | |
| 擔憂(為過去或未來) | | | | | | | |

| 性格（強項） | 週一 | 週二 | 週三 | 週四 | 週五 | 週六 | 週日 |
|---|---|---|---|---|---|---|---|
| 寬恕 | | | | | | | |
| 慷慨 | | | | | | | |
| 誠實 | | | | | | | |
| 謙遜 | | | | | | | |
| 有耐心 | | | | | | | |
| 具冒險心 | | | | | | | |
| 自我養成 | | | | | | | |
| 包容 | | | | | | | |
| 值得信任 | | | | | | | |

在完成這份日誌時你體驗到什麼？

它如何幫助你更能覺察到自己的行為？

## 從怨恨中康復

當我們開始理解，那些錯誤對待我們的人實際上是心靈生病了，我們的怨恨也就釋放了。我們會將神賜予我們的包容與寬恕延伸到他們身上。當我們專注於步驟四與步驟十的自我盤點中，便會將他人的過錯排除於腦海之外，注意力只放在自己犯下的錯，而不是別人犯下的錯。

**當我們從怨恨中康復，便會開始：**

對別人包容、原諒那些傷害我們的人、專注於自己的盤點、接受某些責備、放下報復的需求、對他人產生惻隱之心

請詳列一些自己成功克服怨恨的具體事例。

_____

_____

_____

_____

當你釋放了怨恨，你希望藉此達到什麼？

_____

_____

_____

_____

**自我評量**：從 1 到 10 的評分中，怨恨在你生活中的負向影響程度如何？1 代表負向影響很小，10 代表很大。圈出符合你今天情況的數字。

| 1 | 2 | 3 | 4 | 5 | 6 | 7 | 8 | 9 | 10 |
|---|---|---|---|---|---|---|---|---|----|

## 從恐懼中康復

　　當我們對神的信心增加後，恐懼對我們來說就不再是太大的問題了。我們將一一列舉恐懼的原由，然後去思考為什麼它們對我們會產生影響。我們要特別注意那些因仰賴自我但卻失敗所產生的恐懼。神能夠處理我們無能為力的部分。因為對祂的信心，我們有能力捨棄仰賴自我的需求以及隨之而生的恐懼。

**當我們從恐懼中康復，便會開始：**
受到逼迫的感覺降低、擁抱改變、依靠神、誠實面對自己的恐懼、感覺更加喜樂、更常禱告

**詳列一些你不再那麼恐懼的具體事例。**

_____

_____

_____

_____

**當你能辨認並釋放自己的恐懼時，你希望達到些什麼？**

_____

_____

_____

_____

**自我評量：**從 1 到 10 的評分中，恐懼在你生活中的負向影響程度如何？1 代表負向影響很小， 10 代表很大。圈出符合你今天情況的數字。

| 1 | 2 | 3 | 4 | 5 | 6 | 7 | 8 | 9 | 10 |

## 從受到壓抑或不當表達的憤怒中康復

　　學習如何適當表達憤怒，是我們康復階段的重要一步；從中能夠釋放許多隱藏的情緒，並允許修復得以展開。表達憤怒能讓他人知道我們的底線，也讓我們能夠誠實地面對自己。當我們學到如何適當表現憤怒時，就能更妥善處理自己的敵意與他人的憤怒。我們與他人間的關係也會因為我們能夠更適切地表達自己而獲得改善。與壓力相關的問題會減少，身體狀態甚至會變得更好。

**當我們從受到壓抑或不當表達的憤怒中康復時，便會開始：**
適當地表達憤怒、為自己設定界限、辨認出受傷的感覺、享受內心的平靜、提出合理的要求、降低壓力與焦慮

**詳列一些你能健康表達憤怒的具體事例。**

_____

_____

_____

**當你能適當地釋放怒氣時，你希望達到什麼？**

_____

_____

_____

_____

**自我評量：**從 1 到 10 的評分中，受到壓抑或不當表達的憤怒在你生活中的負向影響程度如何？ 1 代表負向影響很小， 10 代表很大。圈出符合你今天情況的數字。

| 1 | 2 | 3 | 4 | 5 | 6 | 7 | 8 | 9 | 10 |
|---|---|---|---|---|---|---|---|---|----|

## 從尋求認同中康復

當我們開始倚賴自己所給予的或來自神的認可，我們便會明白「想要被認同」並無不可，而且能夠學會如何適當取得認同，而非透過操控他人的方式去獲得。我們會接受他人的讚美，並學著以簡單的「謝謝」向對方致意，相信對方的讚美是真誠的。如果答案對我們來說是可以接受的，我們會說「是」。我們也會毫不遲疑地說「不」，去拒絕不適當的狀況。

**當我們從不當尋求認同之中康復時，便會開始：**
辨識自己的需求、忠於自我、誠實說出自己的感受、建立自信

**詳列一些你從不當尋求認同中康復的具體事例。**

_____

_____

_____

**當你降低對於外界認同的需求時，你希望達到什麼？**

_____

_____

_____

**自我評量：**從 1 到 10 的評分中，尋求認同在你生活中的負向影響程度如何？1 代表負向影響很小，10 代表很大。圈出符合你今天情況的數字。

| 1 | 2 | 3 | 4 | 5 | 6 | 7 | 8 | 9 | 10 |
|---|---|---|---|---|---|---|---|---|----|

## 從照顧他人之中康復

當我們不再以照顧者自居，便較少為每個人、每件事承擔責任，並允許每個人找到自己的方法。我們把他們交託給他們自己的崇高力量去照顧，因為那才是提供他們指引、愛與支持的最佳泉源。藉由放下滿足每個人需求的負擔，我們得以有時間好好地自我成長。我們不再沉溺於照顧他人，取而代之的是接受我們最終並無權力掌控他人生活的事實。我們會了解，自己生命的主要責任在於自己的福祉與快樂。我們將別人交託給神去照顧。

**當我們停止當照顧者時，便會開始：**
停止拯救別人、發展自我認同、照顧自己、能辨認出依賴關係

**詳列一些你減少自己成為照顧者角色的具體事例。**

_____

_____

_____

**當你更加意識到自己的需求並停止擔任照顧者的時候，你希望達到什麼？**

_____

_____

_____

**自我評量：**從 1 到 10 的評分中，照顧他人在你生活中的負向影響程度如何？1 代表負向影響很小，10 代表很大。圈出符合你今天情況的數字。

| 1 | 2 | 3 | 4 | 5 | 6 | 7 | 8 | 9 | 10 |

## 從控制之中康復

當我們更能意識到自己企圖操控人事物的方式時，就會開始明白自己根本是白費力氣。我們無法操控任何事或任何人，除了我們自己之外。當我們開始接受神才是自身安全感的來源時，就會發現更有效滿足自己需求的方法。當我們開始將自己的意志及生活交付給神照顧時，就會感受到較少的壓力與焦慮。我們變得更能投入於活動中，而不會太過憂慮結果。每當我們開始察覺到自己想要操控的需求再次出現時，念誦〈寧靜禱文〉可以有幫助。

**當我們學會放棄控制時，便會開始：**
接受改變、降低自己的壓力、相信自己、找到獲得樂趣的方式、賦予別人力量、接受別人原本的樣子

詳列一些你的控制需求已經減少的具體事例。

_____

_____

_____

當你減少控制時，你希望達到什麼？

_____

_____

_____

**自我評量：**從 1 到 10 的評分中，控制在你生活中的負向影響程度如何？1 代表負向影響很小， 10 代表很大。圈出符合你今天情況的數字。

| 1 | 2 | 3 | 4 | 5 | 6 | 7 | 8 | 9 | 10 |
|---|---|---|---|---|---|---|---|---|----|

## 從害怕被遺棄中康復

當我們學會更加依賴永恆的神之愛，我們對生命與未來的信心就會增加。我們害怕被遺棄的感覺將會減少，取而代之的是感覺自己本身就是有價值的人。我們會尋求健康的人際關係，與能夠愛他們自己、照顧他們自己的人攜手同行。我們在說出自己的感覺時，會感到更加安全。我們將以往對別人的依賴轉移到對神的信賴。我們學習去了解及接受自己社區中可以帶來滋養以及愛的夥伴關係。當我們開始了解，有了神在生命中的陪伴，我們不再是完全孤單一人，此時自信就會成長茁壯。

**當害怕被遺棄的感覺減少時，我們便會開始：**

誠實面對自己的感受、在人際關係中會考慮自己的需求、獨處時感到自在、降低照顧他人的特質

**詳列一些被遺棄的恐懼有所減少的具體事例。**

_____

_____

_____

**當你被遺棄的恐懼減少時，希望達到什麼？**

_____

_____

_____

**自我評量：** 從 1 到 10 的評分中，害怕被遺棄在你生活中的負向影響程度如何？ 1 代表負向影響很小， 10 代表很大。圈出符合你今天情況的數字。

| 1 | 2 | 3 | 4 | 5 | 6 | 7 | 8 | 9 | 10 |
|---|---|---|---|---|---|---|---|---|----|

## 從害怕權威之中康復

當我們與權威人士相處開始感到自在時，便已學會把重點放在自己身上，並且發現沒有什麼好害怕的。我們認知到別人其實跟我們一樣，有他自己的恐懼、防衛與不安全感。別人的行為不再影響我們對自己的感受。當我們回應他人時，我們開始採取行動，而不是反抗。我們會認識到自己最終的權威人物是神，而神永遠與我們同在。

**當我們與權威人士共處而感到自在時，便會開始：**
表現得更有自尊心、接受建設性的批評、捍衛自己、自在地與權威人士互動

**詳列一些你跟權威人士互動時獲得信心的具體事例。**

_____

_____

_____

_____

**當你與權威人士互動變得更有自信與安全感時，你希望達到什麼？**

_____

_____

_____

_____

**自我評量：** 從 1 到 10 的評分中，害怕權威在你生活中的負向影響程度如何？1 代表負向影響很小， 10 代表很大。圈出符合你今天情況的數字。

| 1 | 2 | 3 | 4 | 5 | 6 | 7 | 8 | 9 | 10 |
|---|---|---|---|---|---|---|---|---|---|

## 從凍結感受中康復

　　當我們接觸到自己的感受並學會予以表達時，奇怪的事情就開始發生了。我們的壓力會減少，因為我們能夠誠實地表達自己，而且我們會開始認為自己是有價值的。我們會了解，表達真實感受才是健康的溝通方式，也會發現需求獲得滿足的情形變多了。我們唯一要做的事就是提出詢問。當我們開始釋放自己的感覺時，會經歷一些痛苦。但是，隨著我們的勇氣增加，痛苦消失了，我們會培養出一種和平與寧靜的感覺。當我們更願意冒險釋放情緒，我們的康復就會更加有效。

**當我們能體驗並表達自己的感受時，便會開始：**
能夠自在哭泣、體驗真實的自我、感覺更健康 、對別人表達自己的需求

**詳列一些你更加意識到自己的感受並能更加輕易表達出來的具體事例。**

_____

_____

_____

**當你變得更有能力表達感受時，你希望達到什麼？**

_____

_____

_____

**自我評量**：從 1 到 10 的評分中，凍結感受在你生活中的負向影響程度如何？ 1 代表負向影響很小， 10 代表很大。圈出符合你今天情況的數字。

| 1 | 2 | 3 | 4 | 5 | 6 | 7 | 8 | 9 | 10 |

## 從不負責任中康復

　　由於我們知道神將幫助我們達成真實目標，所以我們開始與神合作，共同為自己的未來努力。我們不再那麼看重別人對我們的期望，而是更加看重自己想要達成生命目標的渴望。我們了解，我們只須與自己競爭，而神會使我們有能力做到在生命中獲勝所需的一切。當我們放棄控制，神會為我們的生活帶來秩序，並使我們做出有意義的貢獻。

**當我們從不負責任的狀態中康復時，便會開始：**
信守承諾、負起責任、為自己設定目標、感覺自己更好

**詳列一些你減少不負責任的具體事例。**

_____

_____

_____

_____

**當你變得更負責任時，你希望達到什麼？**

_____

_____

_____

_____

**自我評量：**從 1 到 10 的評分中，不負責任在你生活中的負向影響程度如何？1 代表負向影響很小，10 代表很大。圈出符合你今天情況的數字。

| 1 | 2 | 3 | 4 | 5 | 6 | 7 | 8 | 9 | 10 |

## 從自我隔離中康復

　　當我們開始覺得自己更好的時候，會變得越來越願意冒險置身在新的環境中。我們會去尋找能帶來滋養、安全感及支持的朋友和人際關係，學習參與團體活動並從中得到樂趣。當我們發展出比較強的自尊時，就更容易表達自己的感受。我們會認知到人們將會接受我們真正的樣子。自我接納可以使我們感受到生活更加自在、安詳，這是份珍貴的禮物。

**當我們較少自我隔離時，便會開始：**

接納自己、培養支持性的人際關係、自由表達自己的情感、積極地與他人互動

**詳列一些你不再常常自我隔離的具體事例。**

_____

_____

_____

_____

**當你在以往多半採取自我隔離的情境下變得更有信心時，你希望達到什麼？**

_____

_____

_____

_____

**自我評量：**從 1 到 10 的評分中，自我隔離在你生活中的負向影響程度如何？1 代表負向影響很小， 10 代表很大。圈出符合你今天情況的數字。

| 1 | 2 | 3 | 4 | 5 | 6 | 7 | 8 | 9 | 10 |
|---|---|---|---|---|---|---|---|---|----|

# 從低自尊中康復

當我們與崇高力量一起建立我們對自己、對能力的信心時，我們的自尊便會增加。我們能夠與他人互動、接受真正的自己，並了解自己的強項與局限。我們學會接受自己呈現出來的模樣，也變得更願意冒險，並了解自己能夠實現許多夢寐難求的事情。我們與別人分享感受時會更加自在。在認識別人並容許別人認識自己時，我們會更有安全感。也因為我們能夠相信與證明自己，我們的人際關係會變得更健康。我們也不再需要向別人尋求證明。

**當我們的自尊提升，便會開始：**
更加有信心、愛自己、表現得更有決斷、開放地表露情感、輕鬆與他人交流、承擔風險

**詳列一些你的自尊有所提升的具體事例。**

_____

_____

_____

**當你覺得自己更好時，你希望達到什麼？**

_____

_____

_____

**自我評量：**從 1 到 10 的評分中，低自尊在你生活中的負向影響程度如何？ 1 代表負向影響很小， 10 代表很大。圈出符合你今天情況的數字。

| 1 | 2 | 3 | 4 | 5 | 6 | 7 | 8 | 9 | 10 |
|---|---|---|---|---|---|---|---|---|----|

## 從過度負責中康復

　　當我們接受事實，知道自己無須為別人的行為和感受負責時，這會迫使自己專注在自己身上。我們明白不能強迫別人改變，而且人們應該為自己負責。當我們對自己的行為承擔責任時，就會意識到必須依靠神的引導，並照顧好自己的需要。於是我們便會勻出時間和精力來支持、培養自己。

**當我們停止過度負責任時，便會開始：**

照顧自己、接受我們的局限、享受休閒時間、分派責任

詳列一些你覺得不必為他人負那麼多責任的具體事例。

_____

_____

_____

當你容許別人為他們自己負責，並開始照顧自己時，你希望達到什麼？

_____

_____

_____

**自我評量：**從 1 到 10 的評分中，過度負責在你生活中的負向影響程度如何？1 代表負向影響很小，10 代表很大。圈出符合你今天情況的數字。

| 1 | 2 | 3 | 4 | 5 | 6 | 7 | 8 | 9 | 10 |

# 從不當表達性慾中康復

在倚仗崇高力量持續給予愛的同時，我們的自尊得以提升，我們會認為自己是有價值的。一旦我們愛自己且自我照顧的能力增加了，就會試著與那些懂得愛自己與照顧自己的人們在一起。我們不再那麼害怕承諾，而且更有準備讓自己在情緒、理智、性的方面步入一段健康的關係。我們會在分享感受、強項與弱點時更有安全感。我們的自信會增長，並容許自己承受傷害。我們放棄自身和他人必須完美的心理需求，藉此得以向成長與改變敞開自己。我們與孩子誠實討論自己的性慾，接受他們對性知識以及建立健康性認同的需求。

**當我們接受自己的性慾時，便會開始：**
開放地討論「性」、考慮自己的性需求、接受有性慾的自我、分享親密的感受

**詳列一些具體事例顯示你對自己的性慾感到更為自在。**

---
---
---

**當你對於自己的性慾更有信心時，你希望達到什麼？**

---
---
---

**自我評量：**從 1 到 10 的評分中，不當表達性慾在你生活中的負向影響程度如何？ 1 代表負向影響很小， 10 代表很大。圈出符合你今天情況的數字。

| 1 | 2 | 3 | 4 | 5 | 6 | 7 | 8 | 9 | 10 |
|---|---|---|---|---|---|---|---|---|----|

■ 步驟十一

# 透過禱告與沉思默想提升我們與我們所認識的神意識上的接觸，只祈求祂賜予我們知曉祂的意旨的智慧及將之付諸實踐的能力

## 認識步驟十一

對一個健康的人際關係來說，誠實的溝通以及願意做自己，是至關重要的。如果伴侶之間選擇在溝通時不誠實相待，彼此的關係將在許多地方面臨困難，甚至最終可能失敗。相反地，當彼此願意溝通並誠實相待，關係便會變得鞏固，而破損也得以修復。

我們與崇高力量的關係是我們重要的資產，而這項關係若缺少溝通也無以存在。當我們透過禱告及沉思默想與神更接近時，我們就是更接近自己汲取力量、寧靜、引導與療癒的泉源。忽略自己與神溝通的需要，就等於是拔掉自己的電源。

## 操作步驟十一

我們透過例行的禱告和沉思默想來執行步驟十一。我們透過禱告，與神說話；透過沉思默想，聆聽神的旨意。然而我們之中有許多人，對於透過禱告和沉思默想做為與崇高力量保持聯繫的方式，仍有所抗拒。我們知道何謂禱告，但卻不知道如何禱告。我們之中有許多人可能不熟悉沉思默想，也抗拒去嘗試。而步驟十一便是與神溝通。學習禱告和沉思默想的親密感與力量，就是步驟十一的工作。而這項

工作的目的便在於尋求崇高力量給我們的安排。

## 為步驟十一做準備

我們透過認真看待禱告和沉思默想，來為步驟十一做準備。我們之中有許多人傾向將禱告和沉思默想擺在第二位，把它們視為不重要或不必要。我們需要對禱告和沉思默想培養出一種透過理解而來的重視，好為步驟十一做好準備。如果在這方面感到糾結，或許可以諮詢治療師、與團體中有經驗的過來人交談，或者尋求親密朋友的幫助或洞見。

## 步驟十一的禱文

### 步驟十一禱文

我所認識的崇高力量啊，

我祈求與祢的聯繫保持暢通，並免於日常生活的困惑所干擾。藉由我的禱告和沉思默想，我特別請求能夠擺脫頑固、合理化與一廂情願的念頭。我祈求正確思想和積極行動的引導。崇高力量啊，願祢的意志，而非我的，得以完遂。

（取自《十二步驟禱文》〔*12 Step Prayers for A Way Out*〕，82頁。）

步驟十及十一是幫助我們更加充分信任神，並讓步驟一到步驟九所得到的進步得以持續的工具。在前三個步驟中，我們除了認清自己狀況的嚴重性，也為處理問題奠定了基礎。從步驟四到步驟九，我們經歷的過程好比將車子駛到車廠進行長時間的徹底檢修。我

們投入必需的時間和精力去進行必要的修理，並將「引擎」恢復到正常的運行狀態。在步驟十和步驟十一中，我們有機會藉由投入時間進行定期的保養和維修，讓自己保持在正確的方向上。隨著我們繼續在這個方向上行進，我們學會辨認問題、立即改正，並持續尋求崇高力量的引導。這使我們改善新技巧的能力得以提升，好讓生活運用這些新技巧而達到最大的充實。只要我們能提供必需的養護，就會發現生活過得平穩順暢。

步驟十一要求我們提升與自己所認識的神在意識層次上的接觸。要做到這一點，我們需要有一致性、耐心，並且有意願去實行。我們已在較早的三個步驟中與神接觸了。在步驟三中，我們決定將自己的意志與生命交託給神照顧；在步驟五中，我們直接向神承認我們的過錯；在步驟七中，我們謙卑地要求神幫助我們去除自己的缺陷。而步驟十一為我們提供了一種加強與神接觸的方式，使我們能夠將自己的崇高力量帶入日常生活中。現在我們可以丟開孤獨和疏離的感覺，享受真正帶來生命和維繫生命的良好夥伴關係。在步驟十一中，我們有機會規律地在生活中禱告和沉思默想。

透過執行這些步驟所獲得的進步，我們正在學習更多想在這個康復計畫中實現的一切。為了保護所學到的，我們必須不斷地尋求認識神對我們的旨意。每天有紀律的禱告與沉思默想讓我們清楚了解到，從過去的痛苦中解脫只不過是一次維持一日的緩刑罷了。我們必須不懈地努力認識神對我們的旨意，並知曉我們應該如何過日子。

承受過任性行為所導致的極大磨難及混亂的人，都會了解，過去崇拜的是虛假的神，像是毒品、性愛、金錢或關係成癮。我們可能因為自己的行為而遭受嚴重損失。臣服於十二步驟計畫並不會帶領我們上天堂，但實際上，它可以使我們脫離過去地獄般的生活。

心靈層次的成長和發展非常緩慢，惟有通過紀律和依靠神才能達

成。隨著我們的自尊增長，而且崇高力量成為值得信賴的朋友之時，我們對於神與自己同在的事實便更具信心，尤其在禱告的時候。我們也更有信心相信，神的旨意便是我們對自己生命的期望。

我們打算依循神的旨意行事的意圖，有時會因自己舊行為的出現而遭到破壞。當我們日日經歷這樣的掙扎，就明顯需要崇高力量的幫助。在步驟十一中，我們將焦點集中在加深與崇高力量的關係。我們主要是藉由安靜的禱告與沉思默想，崇高力量的存在和引導才得以漸漸向我們清楚呈現出來。隨著與崇高力量的關係提升，我們便會了解可以依靠並信賴崇高力量提供自己應付生活挑戰所需的勇氣和力量。當我們打從內心深處願意相信並能夠承認崇高力量可以而且會指引我們的生命，便可能會經驗到一種靈性覺醒的降臨。

**備忘**：在繼續之前，請參閱第 272-273 頁的「禱告和沉思默想指引」。

## 個人省思

我們如何禱告？又為何要禱告？我們在明白禱告是什麼意思之前，便被教導要禱告。一開始，我們的禱告可能是兒時的睡前祈禱：「現在我要睡了……」，或者希望神明保佑媽媽和爸爸以及與我們親近的人。隨著我們長大，混亂的家庭經歷給我們帶來了很大的痛苦，因為那些我們依靠的人傷害了我們，並讓我們失望。我們也許會譴責神為什麼不聽也不回應我們如此絕望的禱告。然而在執行十二步驟之時，我們對禱告的態度便建立在這項康復計畫的原則上，從而有了改變。我們學會要求神向我們顯示祂對我們生命的旨意，並相信自己將會得到最大的利益。祈求物質事物的舊習慣會減弱，取而代之的是祈求引導。我們可以開始依靠一些格言和禱文來禱告，比如「船到橋頭自然直」或是〈寧靜禱文〉。我們的禱告也可以是簡單的句子，例如「主啊！請幫助我」，或者「謝謝祢，崇高的力量」。神會聽到和回

應我們最謙卑的求助。

1. 列出你禱告些什麼。你的禱告品質有何提升？

_____

_____

2. 當你為了尋求幫助和引導而向崇高力量禱告時，感覺如何？

_____

_____


花些時間去沉思默想會使我們能夠更了解神，就像我們對於很想認識的人變得更加熟悉那樣。但沉思默想在剛開始進行時可能很困難。我們習慣動來動去，要坐著不動並且使自己忙碌的思緒平靜下來，可能會讓我們覺得不舒服。我們可能覺得自己在浪費時間，不去做一些更有收穫的事情，反而靜靜坐著反思一天中發生的事件，並邀請神與我們分享自己的經驗。實際上，沒有什麼事比沉思默想更有收穫的了。

3. 你沉思默想的經驗是什麼？

_____

_____

4. 你對於向神打開心房有何困難？你認為是什麼造成這樣的困難？

_____

_____


在沉思默想之時，我們仔細思量，並把神的方法應用到日常生活。這是透過神的存在與幫助去進行沉思。這是與神的雙向溝通。沉

思默想的目的是讓我們心理和心靈的視野更清晰，讓神的真理對我們的心智和情感產生充分且適當的影響。沉思默想能使我們謙卑，因為我們思量到神的偉大和榮耀；沉思默想也會讓自己因為神的存在而受到鼓勵、撫慰和安心。

5.獨自沉思默想時你經歷到什麼？請描述你這樣做的時候產生的任何不舒服感覺。

---

---

6.指出一個你與崇高力量一起執行十二步驟時的重要體驗。你為什麼覺得這個體驗很重要？

---

---

在發展出規律禱告和沉思默想的過程中，我們要找出邀請神降臨的時間和地點。我們的目的是讓自己得以與祂相處。下面列出一些學習禱告和沉思默想的指引：

■ 在孤獨中進行禱告和沉思默想。請獨自一人，不受任何干擾，讓自己完全免於分心。

■ 在寂靜中進行禱告和思默想，或輕聲地跟神說話，且不要被打斷。外界的影響會打斷你的專注，並阻撓你向神吐露情感與思緒的能力。

■ 事先空出一段時間禱告。不要等到你累了，否則你清理心思的能力會受到阻礙。

■ 仔細聆聽。神有訊息要給你，就像你有訊息給神一樣。

■ 與你的崇高力量回顧你的當日盤點。承認你的過錯，請求原諒，並

在必要時予以彌補。

■ 藉由詢問神對你的旨意並請求賜予實踐這項旨意的力量，來結束你的禱告。

7. 你日常例行的禱告和沉思默想是什麼？你如何改善？

_____

_____

8. 寫下你目前對崇高力量的一項請求。這個請求如何表明你所尋求的是神的旨意，而不是你自己的意志？

_____

_____

　　如果每天都充分禱告和沉思默想，我們將會在進行中看到正向的跡象。置身日常事務時，我們會更加平靜。我們將體驗到一種新的安全感，並對我們持續性的療癒產生深切的感激之情。我們會覺得彷彿終於在世界上取得了合適的地位。自尊自重的感覺將取代羞恥的感覺。朋友和家人會注意到我們的變化。這些跡象告訴我們，神正在引導和維護我們的康復。

9. 生活中的哪些事件顯示你在實行步驟十一時獲得一些成功？

_____

_____

10. 什麼事情顯示你屈服於神的旨意，而非靠你自己判斷對錯的想法？

_____

_____

當我們結合禱告和沉思默想進行自我檢視時，便會發現成功執行這些步驟的祕訣。我們也會發現有效的手段來維持有益的精神生活。無論我們如何致力於康復，都有可能對生活的方向產生疑問，甚至可能會質疑是否有必要繼續進行這項計畫或參加支持小組聚會。有時，我們會很想退回到舊有的強迫行為。當我們對達成目標感到有壓力，或者期望事件遵循自己的時間表進行時，我們往往就特別脆弱。感到沮喪的時候，我們常常傾向於從神的手中奪取控制權，並試圖透過自己的意願加快進程。但是這樣做便是沒有遵循神的引導，必須再次許下我們在步驟三之中所做出的承諾。

11. 描述一個最近出現壓力的情境，你那時因為懷疑而從崇高力量手中奪走了控制權。

_____

_____

12. 舉一個你懷疑神的例子。你的懷疑導致什麼後果？

_____

_____

　　禱告和沉思默想的方式可能因人而異。對我們某些人來說，這只是吐露一些話，或者是靜靜地反思自己的生活。無論我們的取向如何，重要的是我們聆聽與感到被聆聽的渴望。我們的主要承諾是加深與崇高力量的關係，並擴大與祂的溝通。這意味著誠實地對待我們的感受和想法，承認我們的局限，並將自己的失敗帶到神前請求寬恕。透過確實並有紀律地禱告和沉思默想，我們變得可以察覺到神無條件的愛、寬恕以及在生活中持續與我們同在。如果我們繼續以耐心和信任的態度禱告，就會得到無盡的和平、寧靜、愛和喜樂的禮物。

13.步驟十一如何改變了你禱告和沉思默想的方式？

_____

_____

　　規律地禱告和沉思默想讓我們有機會了解神對我們的計畫，並請求賜予實踐這個計畫的力量。神給了我們智識和自由意志，讓我們有能力去思考和行動。步驟十一的一部分工作也包括絕不能為自己的拖延製造藉口，或是將拖延合理化為正在「等待」神的旨意。採取行動並相信崇高力量正在透過我們進行工作，便是執行神的旨意的一部分。

14.描述一個你最近因為正在「等待」神的旨意而拖延採取行動的例子。接下來發生了什麼後果？

_____

_____

　　在不確定的情況下，尋求外部諮詢有時是明智之舉。由於神以不同方式持續與我們接觸，所以神的啟示可能會透過其他人或新的經驗向我們呈現。仔細檢視情境之後，便會發現給予我們的指引可能明顯而且引人矚目，但也可能依然混沌不明。如果混沌不明，我們必須耐心等待更多指引向我們揭露。如果情況不容等待，我們應該選擇最好的行動方針，並相信神會跟著我們在一起，在我們進行時給予引導。對崇高力量的指引抱持著信心，將能使我們收到必會向我們揭露的啟示。我們的感覺和工作的方式將清楚顯示，究竟是神的旨意正在實踐，還是我們在試圖控制結果。

15. 舉一個神透過其他人或一個新的經驗來回應你的禱告的例子。

_____

16. 舉一個你懷疑崇高力量的例子。你懷疑導致什麼後果？

_____

_____

　　如果我們將意志交付給神照料，並真誠地祈求指引，我們會發現自己希望自己的意志受到重新導向。然後我們便能體會到根據神的旨意所產生的行動勇氣和力量。尋求崇高力量的指引是個謙卑的歷程，因為我們習慣用自己的計畫經營生活，命令神賜予我們自以為想要的東西。我們自己的欲望和意見與我們如此緊密共存，以致有時候我們可能會認為崇高力量的旨意就是我們自認應該發生的事。

17. 舉個例子表明你不是在向崇高力量發號施令，並願意讓事情按照神的時間去進展。

_____

_____

## 小組團體分享
18. 你希望與他人分享這一步驟中的哪三個問題？

_____

_____

　　　　擺脫成癮，啟動轉化

# 聖法蘭西斯祈禱文

主啊！使我作祢和平之子，

在憎恨之處，播下仁愛；

在傷痕之處，播下寬恕；

在懷疑之處，播下信心；

在絕望之處，播下盼望；

在幽暗之處，播下光明；

在憂愁之處，播下喜樂。

主啊！使我少為自己求，

少求受安慰，但求安慰人；

少求被瞭解，但求瞭解人；

少求愛，但求全心付出愛。

因為在捨去時，我們便有所得；

在赦免時，我們便蒙赦免；

在死亡時，我們便進入永恆。

阿們。

19.透過思索〈聖法蘭西斯祈禱文〉，討論任何關於祈求神的旨意的
見解。

_____

_____

20.你是否身處懷有憎恨的情境？你要如何播下愛？

_____

_____

21.你知道哪裡是有傷痕之處嗎？你如何帶來和平？

_____

_____

## 關鍵概念

**禱告：**禱告是與我們的崇高力量溝通，而最有效的禱告莫過於誠實並時時進行。幾乎每一種我們與任何其他人溝通的形式，都適合用於與崇高力量的溝通。禱告時我們可以向神抱怨、訴苦、感謝神、與神分享生活的細節、讚美神，以及如同與一位值得信賴的朋友那樣地與神交談。十二步驟計畫中唯一不恰當的禱告，是把崇高力量當成聖誕老人似地提出「願望清單」式的禱告。我們在這個康復計畫中對神的主要請求，是認識神對我們生命的旨意。

**沉思默想：**沉思默想經常被稱為聆聽禱告，因為此時我們靜下我們的情緒、思想，甚至我們的身體，好讓心靈能向崇高力量開放。雖然沉思默想可能包含身體和心理的因素，但這是一種心靈上的運動。沉思默想的主要挑戰是保持安靜或無聲。我們許多人因為無聲而受到驚嚇，因為當生活中的聲音停止時，我們腦中的噪音便開始了。這些內在的噪音包括許多東西，像是承諾、恥辱、邪念、負面的自我對話等。這些內在的噪音和痛苦會強烈到致使某些人願意以任何代價避免安靜無聲。我們偏好外界的噪音、令人分心的活動以及耗費心神的人際關係，甚至覺得危機也比無聲要好。

　　沉思默想的紀律和實踐將使我們有系統地尋求固定的安靜時刻，並面對我們內在的噪音。與自己的內在噪音正面相對時，我們可以承認自己對它無能為力，信任神擁有幫助我們超越它的能力，並將它交給崇高力量。只有這樣，我們才能在生活中開闢出一個安靜的中心，好讓我們可以遇見和聆聽崇高力量。

**意識層次的接觸**：有許多年間，不同信仰的虔誠教徒都用「禱告石」來提醒自己需要不斷地禱告。鞋子裡的小石頭提醒了他們的，自己每一步都在迎向神；枕頭下拳頭大小的石頭提醒他們要禱告，即使他們已經要就寢了。雖然我們不一定同意必須用鞋中與枕頭下的石頭來提醒自己禱告，但我們應該同意，與崇高力量不斷地接觸是必要的。十二步驟教導我們，我們最良善的思考和努力是不夠的。我們需要崇高力量在每一天給予支持與協助。我們了解到，度過生活的最佳方式是以小小步伐來進行——一次度過一天，或者有時候，一次度過一個小時。不間斷地在整個日常生活中與神接觸，對我們的持續康復而言是必要的。

**神的旨意**：任何建築物、高速公路或開發營建在實際建造之前，建築師都得為那項建案安排細節的規劃。按照建築師的規劃和藍圖，營建商和工人可以進行必要的工作。同樣地，我們意識到崇高力量是規劃我們生活的首選建築師。神對我們生命的旨意，便是我們渴望遵循的計畫。我們運用禱告和沉思默想來獲得神為新的每一天所規劃的藍圖或旨意。過去我們遵循自己的規劃時，生活的結構設計不良且危險。但今天，藉由崇高力量提供給我們的計劃，我們生活的結構變得更鞏固屹立，即使生命帶來強烈的震撼，我們也有能力挺得住。

## 筆記

# 團體活動

活動一：路障

準備材料：二條遮眼布（或眼罩）、一個碼表。

目標：用言語替眼睛蒙住的小組成員指路，幫助他通過一個障礙迷宮。這個活動闡明了人們必須聆聽與遵從神之旨意的原則。

□ 將小組團體成員分成兩組。

□ 每組分別選定一位「盲者」。

□ 當其他成員在房間內用桌子、椅子、字紙簍等物件架設障礙迷宮時，兩位「盲者」都必須離開。

□ 讓第一組被選定的「盲者」蒙上眼後再返回房間內。第一組的其他隊友必須用言語引導「盲者」通過迷宮。不過此時另一組成員將製造噪音進行干擾。讓「盲者」在進入迷宮前先轉幾圈，然後從「盲者」進入迷宮開始到走出迷宮為止，便用碼表替他這段迷宮旅程計時。

□ 將第二組的「盲者」帶入房間，重複以上步驟。比較兩組之間誰在最短時間內通過迷宮。

□ 所有流程再重複一次，但這一次另一隊不再發出干擾噪音，因此正要通過迷宮的「盲者」將能清楚聆聽每一步指示。在「盲者」開始進入迷宮前，仍然讓他轉幾圈，並為所耗時間計時。

□ 活動結束後，討論當生活遭遇干擾時，要聆聽神的旨意是一件多麼困難的事情。討論什麼樣的干擾帶來的問題最多。同時也討論禱告與沉思默想可以如何降低干擾。

活動二：請聽我道來，崇高力量
準備材料：紙張、鉛筆、蠟燭、火柴棒。
目標：寫下一段敘述自身現況的禱告內容，並向自己的崇高力
　　　量禱告。

□ 給參與成員們十分鐘的時間撰寫一段有關個人現階段生活情況的禱
　　文。在禱文中，他們必須向神坦承自己平時的感受、與別人之間的
　　關係如何、在靈性上有何感受、自己的康復狀況進行得如何，以及
　　覺得哪些方面需要幫助或是改善等等。除此之外，也讓他們表達出
　　需要獲得神的指示並得知神對自己的安排的需求。
□ 讓參與者圍成一圈，依序誦讀自己的禱文。如果想要，可以讓禱告
　　就著燭光念誦出來，以營造出特別的氛圍。

活動三：傳遞蠟燭競賽
準備材料：二根蠟燭、火柴棒。
目標：讓成員彼此傳遞點燃的蠟燭。這個活動有助於提醒我
　　　們，若想維持跟神之間的接觸，就必須要懂得放鬆。

□ 將小組團體成員分成兩組。
□ 每組各自排成一列，把點燃的蠟燭交給每組第一位跑者。
□ 開始傳遞時，第一位跑者必須手持燃燒中的蠟燭跑到預先指定的點
　　再跑回來，而且要確保蠟燭不能熄滅。跑者不可用另一隻手掌彎成
　　杯狀替蠟燭擋風。如果蠟燭中途熄滅，這位跑者就必須再次回到起
　　點，重新點燃蠟燭後再次開跑。
□ 所有組員先全部成功跑完全程且蠟燭沒有熄滅的組別，便獲勝。

□ 討論倉促的生活所產生的問題。詢問大家，為何沉思默想以及與神之間意識上的接觸是無法倉促成就的。

## 禱告和沉思默想指引

　　執行步驟十一所獲得的智慧和指引，是我們隨時可以取用的，不論白天或夜晚。無論我們在靈性旅程的何處，十二步驟都是好用的工具。下列是在任何一天要如何進行禱告與沉思默想的概述：

在一天的開始，回顧你的計畫，並且：

■ 請求神指引你的想法和行動，讓你擺脫自憐、不誠實或自以為正當。

■ 請求崇高力量提供處理任何問題所需的指引。

■ 祈求能擺脫頑固和自私。

白天，出現猶豫不決或恐懼時：

■ 請求神的鼓舞和引導。

■ 回顧步驟三並加以仔細思量。

■ 留意身體是否感覺緊張或有壓力，並找出你可以做些什麼既能帶來滋養又能放鬆的事。

■ 在白天，只要你有需要就常常向崇高力量禱告，即使禱文短到只是：「神啊，請幫助我，我覺得＿＿＿＿＿＿（恐懼，恐慌，失控）。」

■ 與支持你的人聯繫，以辨識和分享發生的情況。

在結束一天時，檢視發生過的事件，並且：

■ 檢視步驟十，並進行個人盤點。

■ 請求神指引你改正行為。

■ 祈求認識崇高力量給你的旨意。

■ 必要時向神祈求寬恕，並了解這樣的檢視不是為了要造成強迫思
考、憂慮、懊悔或病態的反思。

■ 感謝崇高力量帶來當天的指引和祝福。

# 貫徹這些步驟後，我們的靈性因而甦醒，接著我們要試著將這樣的訊息傳達給其他成癮者，並在日常生活一舉一動中皆實踐這些原則

## 認識步驟十二

　　每個家中有小孩的人家，多半屋裡的某面牆或某根柱子上會有鉛筆標上的記號。這些鉛筆記號的旁邊都寫著日期或年齡，追蹤著孩子的成長。每隔幾個月，小孩會背靠著牆，讓爸媽標記下他們的身高。有時候成長幾乎難以察覺，但在某些時期成長卻突飛猛進。

　　步驟十二是察覺成長的時刻。我們在這個步驟會了解到自己的心靈已經被喚醒。透過神的仁慈以及自己對於實行十二步驟所許下的承諾，我們已經體驗到生命有了改變。在開始這段旅程時，我們彷彿驚恐而嚴密控制自己小王國的暴君。但是我們以擁護新王登基來結束這一回合的旅程，而這新王便是神。我們經歷了一場與自己對抗的叛亂。藉著神的幫助，我們掃蕩了自己的王國，建立起神的國度。儘管我們知道自己在這段歷程中有所成長，但是牆上的記號仍然稍嫌低矮——離皇冠的高度還差一截呢。

## 執行步驟十二

　　步驟十二包含了花些時間來感謝自己生命裡靈性層面的成長。我們藉著與他人分享這個康復計畫，以及持續在生活的方方面面皆實踐

十二步驟計畫的原則，來執行步驟十二。

## 為步驟十二做準備

我們藉著確保崇高力量在我們康復計畫的每個面向皆佔有一席之地，來為步驟十二做好準備。假如我們只是把神當成一種成份加入我們的康復中，我們在步驟十二裡將不會看到任何的靈性覺醒。假如我們在所有步驟中一直保持掌控，並且用嚴苛的激情來執行，現在我們就不會找到絲毫的靈性覺醒。然而，假如我們已經做到下列事項，步驟十二的靈性覺醒就能為我們所擁有：依賴崇高力量的存在，與神合作一起執行所有步驟，並且交出對自己的意志和生命的控制權。

## 步驟十二的禱文

### 步驟十二禱文

親愛的神，

我的靈性覺醒持續地展開。我會把所獲得的幫助傳遞下去，給予其他人，在夥伴關係中付出和接受。我感激有這樣的機會。

我以最深的謙卑祈求持續日復一日地走在靈性的成長道路上。我祈求擁有內在的力量和智慧，在我所有的一言一行中實踐這個生活方式的原則。每一天的時時刻刻，我都需要祢、我的朋友以及這個康復計畫。這是一個較好的生活方式。

（取自《十二步驟禱文》〔*12 Step Prayers for A Way Out*〕，92頁。）

步驟十二完成了攀爬這座獨特山嶺的過程。冒險期間的里程碑提醒著我們完成目標過程中的痛苦與喜悅。我們的經驗對我們每一個人來說都是獨特而且屬於私人的。我們現在已經了解到，生活中的所有事件聚合起來向我們顯示我們跟神以及宇宙的連結。我們的靈性覺醒已經改變我們，所以現在我們有能力讓自己的生命成為神意的表達。

步驟十二要求我們幫助他人接收神關於十二步驟能帶來希望與療癒的訊息。我們之中的許多人都是透過實踐十二步驟的某個人介紹而加入這個康復計畫。現在我們有機會藉著協助他人來促進自己的成長。因為我們對康復許下承諾，而且對於神在生命中的存在更能有所察覺，所以我們有了嶄新的自信，而我們想尋找方法與人分享這份自信。這個康復計畫要求我們每日實行計畫，並向他人說明十二步驟原則的效用。

這個步驟提醒我們，我們尚未完成朝向完滿的旅程。為了繼續成長的進程，我們需要明白自己才剛剛開始學習能促進生命品質的原則。十二步驟中的每一個步驟對於實現神給我們的計畫來說，都是不可或缺的部分。當日常生活的挑戰使我們分心而且與崇高力量失去聯繫時，我們可以把這些步驟當成處理問題並將自己拉回去的工具。步驟一提醒了我們的無能為力；步驟二跟步驟三向我們顯示我們不斷需要神的幫助；步驟四到步驟九則透過自我檢視以及進行彌補來引導我們；步驟十跟十一幫助我們減輕倒退的程度並保持與崇高力量的連繫。只要竭盡心力尋求神的旨意並執行步驟，我們便能獲得祝福。我們得到的祝福可能包括以往從未體驗過的愛、接納、誠實以及平和的心境。任何過程最困難的部分就是起始，而這個步驟就是標誌著重要進展的里程碑。抵達步驟十二，便顯示我們在自己的康復之路上向神的旨意許下了承諾。

我們的靈性覺醒是一個禮物，向我們逐漸灌輸新的觀點。它通常伴隨著價值觀的重大改變。我們對世俗目標的追求受到壓制，並且重新導向。我們現在從真實而具有長久價值的事物上尋找滿足。對大部分的我們而言，覺醒是很微妙的，而且事後才看得明白。它很少有一個確切的開始及結束。我們也知道，要很努力才能達到。當我們覺醒而意識到崇高力量對我們的愛，我們的生命就充滿了新的目標及意義。

## 個人省思

「坐而言不如起而行」準確描述了我們應如何將十二步驟計畫傳遞給其他人。比起僅僅聆聽理論上的演講，親眼見證一種原則被實際應用要奏效得多了。例如，比起只是講述及說明每個人為何應該沉思默想及禱告，直接分享自己禱告及沉思默想的經驗會更有意義。談論自己的故事可以協助別人認知到他們自身與神建立關係的需求，並鼓舞我們自己更加謙卑。藉由傳遞這項訊息，我們有機會述說崇高力量透過十二步驟計畫改造我們生命的方式。每一天的生活經驗都提醒著我們，與崇高力量的關係如何更新了我們自己。透過分享，我們能夠傳遞自身的經驗、力量以及盼望的訊息。

1.描述一個你最近如何藉由自己的行動、示範或是故事，將十二步驟的訊息傳遞給其他人的情形。

_____

_____

2.描述十二步驟如何改變你的生命及重新建立你與崇高力量的關係。

_____

_____

跟新加入這項計畫的人一起執行步驟，能帶來許多收穫。他們很多人都感到憂慮、困惑以及怨恨。他們需要指引及協助，才容易了解神會透過十二步驟的工作強化及改變他們。透過意願及承諾，他們將會有所收穫，並體驗到遠超過他們當下痛苦的奇蹟。我們能夠鼓勵新來的人溫和對待自己，並且對這項計畫一次只持續進行一天。對我們來說，這會是個成長的經驗。當我們回想起初進團體時自己在哪兒，就會看見我們已經走得多遠了。在傳遞這項訊息時，我們可以強調決定參加這個計畫的關鍵點；只有在受夠痛苦、沮喪、厭倦傷害以及跌到谷底之後，我們才會做出這個決定。

3. 舉出一個你最近幫助一位新加入者的情況。描述你的感覺。

_____

_____

4. 你最能自在對新來者說些什麼來鼓勵他們？

_____

_____

　　與神的關係是我們每件事成功的關鍵，特別是在執行這些步驟以及把那些原則應用在生活中之時。我們不能容許自己對於依循崇高力量的意旨去生活的承諾逐漸變得毫不在乎和忽視。生活不斷地提醒我們，我們需要準備好面對引誘及考驗。但是，在神的幫助下，我們能夠把那些引誘及考驗轉變為自己及周遭的人得以獲得成長和撫慰的契機。如果沒有神的協助及指引，我們永遠無法達到平和與寧靜。

5. 什麼樣的方式能讓你體驗到更多的平和與寧靜？

_____

6. 你與崇高力量的關係如何協助你在所有事務中實行十二步驟的原則？

_____

_____


有時候我們會感到沮喪，看不見進步何在。假如出現這種狀況，我們可以比較一下過去及現在，然後捫心自問：

- 我們是否較少自我隔離，並且不再害怕權威人士？
- 我們是否停止尋找別人的認同並接受真正的自己？
- 我們是否對於和誰建立關係更能有所選擇，而且更能在關係中保有自己的個性？
- 我們是否已發展出表達自己感覺的能力？
- 我們是否停止試圖支配其他人？
- 我們是否不再把朋友或配偶當成給予保護的家長且過於依賴他們，因此表現出孩子氣的行為？
- 我們是否逐漸注意到自己內心那個小孩的需求？

對以上問題的答案若是肯定的，便顯示我們正朝向更健康且更好的生活方式前進。

7. 以上那一個情況仍然對你造成困難？請說明。

_____

_____

8. 以上那一個情況中你最能成功改變自己的行為？請說明。

_____

_____

執行這些步驟所獲得的一個重要成就，就是能習慣於「活出」這些步驟。為此，我們要養成習慣，一旦碰到問題或憂慮便用這些步驟來處理，同時承認自己需要神的支持及指引。這樣的結果會帶來平和與寧靜，並對於自己直接處理問題的能力產生新的信心。這樣一來，我們採取的任何行動便都是依據神的旨意及自己誠實評估後果的結論。我們可以自信地行動，毫無恐懼。

9. 列出你生活中的一個問題。描述你在加入這項康復計畫之前是如何處理這個問題。

_____

_____

10. 描述你現在會如何應用十二步驟來因應上列的問題。

_____

_____

11. 描述一個你和另一個人對需要幫助的某人分享十二步驟內容的情況。最後的結果如何影響到你及另一個人？

_____

_____

在此，我們會開始辨認出生活裡很多方面都因為執行十二步驟而受到影響。我們之所以能夠成功處理新問題，與我們願意三思而後行有關，而且同時能記得放手，將一切交給神。當我們學會放棄控制，並容許神成為自己生活的指揮者時，我們的信心便提升了。這個過程是漸進的、重建出來的，而且永不停止。當我們了解神的愛、我們的臣服以及心靈寧靜的真諦為何時，我們便慢慢地能夠更加以崇高力量為一切的中心。

12.描述一個你在目前生活中感到崇高力量在引導著活動走向的情況。

_____

13.請說明你的新行為會如何讓那些在你靈性覺醒前認識你的人感到困惑或挫折。

_____

_____

## 小組團體分享

14.在這個步驟裡的哪三個問題你想要分享給其他人？

_____

15.翻到第 286-288 頁完成「十二步驟的練習」。這個練習在哪些方面讓你有能力更加有效地處理生活情境？

_____

_____

16.用以下的陳述來展現你現在對自己生命的看法：

當我還是小孩時，我_____

_____

_____

_____

當我長大成人時，我_____

_____

_____

_____

當我漸漸察覺到自己行為上的特性時，我

完成步驟學習時，我

　　如同我們現在對自己生命的看法所呈現出來的，我們就是一枝筆，運用崇高力量湧出的墨汁來寫出自己的生命故事。我們對步驟的用功以及小組團體，都有助於加深我們與神的聯繫。彼此分享自身的經驗、力量以及盼望，能讓我們對崇高力量的信心更加擴大，並體驗到無條件的愛。

17.在以下各方面，你想對家人或其他參與步驟研習的人說些什麼：
你的靈性覺醒

你對他們教導的感謝_____

_____

_____

_____

你對持續實行這些步驟的承諾_____

_____

_____

_____

## 關鍵概念

**靈性覺醒**：步驟十二談到的靈性覺醒，是一種在約束生活方面的逐步變化。這個改變最終能產生一種領悟，讓我們真誠地信任神並且倚靠神。我們同時也了解到，這個新的信任及倚靠帶給我們從未經歷過的寧靜及平和。我們帶著信心面對十二步驟，相信神是可以信賴的，相信奇蹟是會發生的，也相信禱告是有用的。

**傳遞訊息**：在步驟十二裡，我們鼓勵將十二步驟的訊息傳遞給其他人。假如有人讀過《戒酒無名會》（*The Big Book of Alcoholics Anonymous*）這本書，就會了解，早期的計畫成員總是知道他們正在傳遞一種靈性的訊息。我們所傳遞的訊息是，神能夠把我們從自我挫敗的行為、絕望、磨難中拯救出來——神能夠把我們從我們自己拯救出來。如果我們臣服於一個比自己更強大的力量，我們的生活就能夠活得更有收穫、更加健康。

# 筆記

........................................................

........................................................

........................................................

........................................................

........................................................

# 團體活動

> 活動一：靈性曲線圖
>
> 準備材料：紙張、鉛筆、繪圖用方格紙（普通紙張亦可）。
>
> 目標：將我們的靈性生活以圖表方式呈現，並標誌出高峰與低谷。

□ 在方格紙上畫出你的靈性曲線，標記出高峰、低谷與平坦的情情。例如，你第一個靈性高峰可能落在嬰兒時期受洗或是做奉獻的時候。其他高峰也許出現在你轉換信仰、信仰確定、和你的靈性導師建立關係、參加一次有意義的營隊或是參加靈修等等。而靈性低谷也許包括了失落、理想破滅、懷疑、倒退、反抗與懈怠等時期。

□ 在每一個高峰與低谷，貼上一張註解每一個特殊情境的紙條。

□ 最後，與團體分享你的圖表，並解釋曲線高低起伏的緣由。

活動二：傳遞遊戲

目標：試著不要讓「鬼」知道誰持有電力。這個活動以趣味的
方式提醒我們步驟十二中所談到的「傳遞」。

□ 選定特定對象擔任「鬼」。

□ 團體中除了被選定的鬼，其他人必須手牽手圍成一圈，讓鬼站在圈
子的中心。

□ 要指定誰持有電力時，請鬼閉上眼睛。

□ 當鬼睜開眼睛時，持有電力的人必須輕捏隔壁同伴的手，把電力傳
給對方。傳遞的時候要小心，不能讓圈中的鬼發現誰是持有人。圍
成圈子的人必須用這樣的方式持續地依序把電力傳給隔壁的人，不
能越過他人傳遞，而且每次只能有一人持有。為了避免圈子中間的
鬼看見蛛絲馬跡或異狀，當下持有者有時候可以暫停傳遞的動作，
但一旦鬼的視線轉開，電力傳遞的動作就必須繼續進行。

□ 倘若鬼成功找出誰是當下的電力持有者，被抓到的人就必須出列，
站在圓圈中間成為新的鬼，原先的鬼便替補他在圈子中的位置。

□ 一起討論怎麼樣讓別人真的注意到你在實行十二步驟的原則。

活動三：氣球與湯匙

準備材料：氣球數個、大湯杓數根。

目標：把氣球放在大湯杓上進行傳遞競賽，確保氣球在過程中
不會掉落。這個活動提醒我們，把十二步驟的訊息傳遞
給他人的過程中，我們必須保持敏感，並專注於自己的
生活。

□ 將小組團體成員分成兩組。

□ 每組各自排成一列，把氣球與大湯杓交給每組第一位跑者。要確保氣球穩穩地放在大湯杓上，或是放進湯杓裡。

□ 當傳遞競跑開始時，第一位跑者必須手持大湯杓跑到預先指定的點再跑回來，過程中必須確保氣球不會掉落。跑者不可用另一隻手扶住湯杓上的氣球。倘若途中氣球落地，跑者就必須再次回到起點，把氣球擺上湯杓後重新起跑。

□ 全部組員先跑完的組別取得優勝。

□ 競跑結束後，討論為什麼傳遞十二步驟的訊息給他人時必須要保持謹慎與高敏感度。傳遞訊息的最佳方式，是以自己的故事為借鏡。討論一些可能適合與他人分享故事的情況。

---

這是最後一個步驟了。

趁此機會向自己致謝，

因為你有勇氣堅持下去

並與其他承諾尋找健康生活方式的人一起努力。

---

## 十二步驟的練習

指出你的生活中哪些情境是怨恨、恐懼、悲傷或憤怒的根源。它可能包含人際關係（家庭、工作或性關係）、工作環境、健康或自尊。

寫一個簡明的陳述，描述那個情境並指出你的擔憂何在。＿＿＿＿＿＿

＿＿＿＿＿＿＿＿＿＿＿＿＿＿＿＿＿＿＿＿＿＿＿＿＿＿＿

＿＿＿＿＿＿＿＿＿＿＿＿＿＿＿＿＿＿＿＿＿＿＿＿＿＿＿

_____

_____

利用以下練習，將十二步驟的原則應用於上述的情境或狀況。

步驟一：描述在那個情況下你如何感到無能為力。這種情況如何向你
顯示你的生活是無法管理的？_____

_____

步驟二：你的崇高力量可以如何恢復你的神智清明？_____

_____

步驟三：寫一個承諾的聲明，決定將這個情況交託給神（例如，「我
不願再因為老闆的行為而煩惱。我現在決定將我的焦慮、憂慮以及安
全感的需要交託給神。」）。_____

_____

步驟四：在這情況中浮現了什麼性格缺陷（例如：害怕被拋棄、操
控、尋求認同，強迫／衝動行為、未表達的感受）？_____

_____

步驟五：對神、自己以及另一個人承認你的過錯。_____

_____

步驟六：仔細思索你願意讓神去除那些浮現出來的性格缺陷的意願。
描述你不願意將其去除的意向或原因。_____

_____

步驟七：寫一段禱文，謙卑地請求神去除與這個情境相關的具體缺陷。（當你誠實地面對自己的缺陷和需求，便能夠徹底謙卑）。

步驟八：列出你傷害過的人的名單。

步驟九：描述你想如何做必要的補償。

步驟十：回顧前面的步驟，確保沒有任何東西被遺漏。有無出現什麼新的議題需要被注意？

步驟十一：花點時間禱告或沉思默想，詢問崇高力量給你的意旨。在這個情況中，你認為神對你的旨意是什麼？

步驟十二：在這個情況中，你是否感覺到靈性覺醒？現在是誰在主導，你還是神？請說明（你的態度和情緒便是良好的指標）。

| 附錄一 |

# 協助者的說明

　　本修訂版包含一些新的特色。這些特色以及如何在小組團體好好運用的建議，羅列如下。

### 步驟概述

　　每一個步驟的開頭會有個概括性的說明，包含認識步驟、執行步驟和為步驟做準備。在團體討論前可以先閱讀這些部分，藉此鼓勵參與者加入討論，並提醒參與者該步驟討論的主題為何。

### 步驟禱文

　　緊接在概述後的是步驟禱文，禱告可以在聚會結束時或是分享時間前進行。

### 小組團體分享

　　這部分是為了促進小組團體的討論。第一個問題要求參與者列出自己想要討論的三個問題。其餘的問題則鼓勵小組團體討論如何將步驟應用在日常生活中。

### 關鍵概念

　　緊接著小組團體分享之後的這部分，是用來突顯步驟裡的主要重點。可以當成回顧步驟或測試參與者是否理解的工具。

### 建議的聚會模式

　　這裡提供的聚會模式只是建議而已。每一個團體都是獨特的，而

協助者應該對此保持敏感，選擇最適合該團體需求的聚會模式來進行。聚會模式的建議放在附錄一裡，從 297 頁開始，但這僅僅只是建議。

### 團體活動

　　每一個步驟最後的團體活動讓進行的步調有所變化。這些活動營造出許多輕鬆愉快的機會，讓團體在趣味中互動，舉凡藝術、角色扮演和遊戲等活動皆包含在內。

## 協助者的角色

　　假如讓一位熟悉這些素材的康復者擔任團體的協助者，並至少有一位共同協助者相助，將能帶來巨大的價值。協助者的角色在於提供參與者支持、指引和鼓勵。重要的是必須了解，這並不是給予專業指導的治療團體；這是一個讓個人分享自身經驗、力量和盼望的地方。

　　即便是你發起這個工作坊，並擔任協助者或共同協助者的角色，仍要確保每週都有不同的人進行帶領。建議的方式是由「小組團體」輪流帶領，而不是由個人來帶領。這讓每個小組團體都有提供領導的機會。

　　先前的工作坊顯示，在少於七人的小組團體中，可以最快發展出信任關係。舉例來說，假如有二十四個人參與計畫，將他們分成四個六人一組的小組團體是最好的。小組團體將在一段特定的時間內集合起來討論書寫作業，並在團體內分享。各小組團體在聚會最終的部分則回復成一個大團體，進行分享。小組團體不要過大，將是最好的做法。

　　協助者針對使用這些素材的相關問題，擔任回答疑問的角色。他也提供了安全感，當團體中出現困難時，可以向他尋求協助。協助者

擺脫成癮，啟動轉化

並不是指派給某個特定的小組團體，但他會每週輪流加入當週擔任聚會領導的小組團體。這讓協助者有機會了解所有的成員，並留意每一個人的需求。

協助者應該對那些因為參與團體而感受到壓力或不適的人保持敏感度。當人們碰觸到痛苦的議題，特別是在第一次時，可能會變得情緒化並開始哭泣。協助者和其他團體成員應該保持耐心，接受悲傷是療癒歷程中自然且正常的一部分。此時重要的是提供他們支持（例如：擁抱、遞面紙讓他擦淚、在有人照料陪伴下離開房間）。協助者應該確保分享能夠繼續進行下去，而不致受到打斷。假如情況很嚴重，協助者應該鼓勵這個人尋求專業的協助。

十二步驟計畫奠基在相信神會引導整個歷程，而且是團體中不可或缺且永遠存在的最終權威。你身為協助者的角色既可以增進自己的康復，也能向體團展現「傳遞訊息給他人」的模範。

# 協助者指引 *（註）

### 聆聽談話內容

口語的訊息包含三個基本成分：語言、語調，以及非語言的暗示或肢體語言。仔細想想成員用語言和非語言暗示想表達的是什麼。

### 建立團體規則

團體規則可以讓大家產生安全感，並鼓勵深入的分享，而且要根據團體需求加以調整。要在事先就建立起大家對團體規則的同意，這樣參與者才能夠知道應該期待些什麼。下面是一些基本守則：

- 不刺探隱私。
- 不互相對話、糾正或建議。
- 不評斷。
- 不打斷他人發言。

### 示範崇高的性格

當協助者以身作則表現出耐心、仁慈和愛等崇高美德時，團體成員將會有安全感。表現對他人的關懷和敏感可以幫助成員發展對他人的同理心。

### 透過肯定來獎勵誠實與開放

用稱讚、鼓勵、欣賞以及認可來肯定團體成員。避免說出混雜而不明確的訊息，例如：「吉姆，因為你的出現讓這個團體增色了不少，你真的需要更常出現在這裡。」簡明扼要的肯定則像是：「吉姆，我很高興你出現在這裡。」或是「謝謝你的分享。」或是「你的

---

*註　原註：Adapted from *The Pocket Facilitator: Training Tools for Building Teams and Leading Small Groups* by David M. Gutknecht, M. S., © 1992.

洞察力真好。」這樣就能產生效果並給予支持。

### 使用個人經驗作為教導的工具

鼓勵團體成員重視團體中他人分享的經驗、力量和盼望，並從中學習。生命中最重要的課題最好能透過故事來分享。

### 鼓勵適切的信任與忠誠

團體的忠誠以及信任是成員對彼此感到安全的結果。當成員感到安全，就會更加開放與誠實。你要以協助者的身分，描述你個人對於團體內保密的理解，解釋八卦閒話造成的損害，並強調保持隱私的好處。

### 和諧是團體重點

沒有和諧的話，團體成員將無法輕鬆地表達自己的感受。幫助成員著重在自身的態度與舉動，來促進和諧。提醒團體用尊嚴和尊重來對待其他人，提升接納和容忍，甚至在衝突中尋求一致。

### 連結此時此刻

分享個人當下的故事和經驗，可以對成長有所幫助。過去的爭吵和對未來的希望都可能延遲成長或是鼓勵否認。但是「如實呈現事實」的今天可以鼓勵誠實的表現。

### 鼓勵情緒的分享

分享感受是較深層的溝通。大多數人較習慣於重複陳腔濫調、報告事實以及提出批評。他們害怕露出脆弱的一面，因而不願意在自己的故事中表達感受。將情緒分享列為大家應該仿效的方式，並對如此分享的成員給予認可，可以幫助參與者對於分享感到安全。

### 用充滿愛的方式處理

　　傷害、冒犯和分歧如果不加以處理，可能會惡化成破壞和分裂的力量。對於潛在的問題立即加以處理，是很重要的。假如有人在聚會中給予建議，便溫和地提醒他這是不適切的。假如這個情形持續發生，就私下跟他談談。當某人有以下狀況時，加以處理是適當的：

- 未經請求便給予建議，或講其他人的閒話。
- 當其他人在分享時把持發言權並不願聆聽。
- 不遵守團體規則。

### 為可能的衝突準備對策

　　衝突是小團體進行中自然的一部分。協助者的角色便是幫助團體解決成員之間的衝突。以下是團體可以用來解決成員衝突的指引：

**檢視自己的態度**：當問題產生時，請團體成員捫心自問：「我對這個人和這個情況抱持著什麼態度？」

**釐清問題**：一開始冒出來的問題通常不是真正的議題。人們會受到過去的感受、隱藏的問題和許多其他情況所影響。團體成員應該用「我」開頭的句子來呈現問題。

**表達你的感受**：直指任何議題核心的最好方法，便是表達感受。為了讓成員更容易聚焦在感受上，可以運用「當事件發生時，我覺得⋯⋯」這種陳述方式，而不是陳述「你讓我覺得⋯⋯」。

**說明你的要求**：要求應該著重在行為上的改變，而不是針對對方的性格。要求應該越簡單越好，像是：「假如你能準時參加聚會，我會感覺更好。」而不是：「我希望你不要這麼拖拖拉拉。」

**妥協並確認**：衝突應該要用對雙方都有利的方式來解決，並且確認每個人有意願改變。提出要求時一定要保留可以妥協的空間。

## 團體參與者指引

### 接受是你的崇高力量在當家

■ 心懷感激地承認崇高力量存在，並祈求指引及方向。

### 以恰當的方式表達愛

■ 要尊重他人的需求，所以當你想要用擁抱或觸碰來表達關懷時，先
  徵詢同意。許多人對身體上的接觸會感到不舒服。

### 聚焦於與當前步驟有關的個人分享

■ 聚焦於分享正在執行的步驟有關的個人經驗、力量以及盼望。

■ 讓團體中每一個人都有相同的時間進行分享。

### 發言有節制並允許他人分享

■ 評論要簡短，依序輪流進行，且不要打斷他人。

■ 尊重每一個人不受議論的自我表達權利。

### 以分享自己的經驗來提供支持與撫慰

■ 不要企圖建議或拯救其他人。

■ 接受他人所 的一切而不予評論，了解那對他們而言是真實的。

■ 只為你自己的感受、想法以及行為負責。

### 避免「互相對話」

■ 互相對話是指兩人或更多人排除他人而自行交談起來。這種情形也
  可能涉及給予建議。

### 保密

■ 讓所分享的一切僅限團體成員知曉，以確保一個安全且開放的氛圍。

### 避免閒話

■ 分享你自己的需求，但避免談論到不在現場的人。

### 避免批判或為某人辯護

■ 和藹地指出他人應該為自己的行為負責，而且只在對方提出詢問時才這樣做。除此之外，要了解我們都對自己的崇高力量負責，辯護或批判其他人不是我們的職責。

### 為每一次聚會做好準備，並帶著支持他人的態度前來

■ 每一次聚會前，詳讀指定的素材並完成所有書寫作業。
■ 請求你的崇高力量給予指引，並讓你在跟其他團體成員交流時（至少跟一位）願意開放並誠實地分享。

## 建議的聚會模式

第 299 頁的「三十週聚會時程表」，包含一系列為期三十週的聚會，從聚會介紹開始，緊接著是學習常見行為特質，然後是每個步驟持續兩週的研習。這個模式可以依照使用素材的目的和參與者的承諾，予以縮減或延長。

使用這本工具書的可能方式如下：

**十六週模式**

■ 介紹手冊：一次聚會。

■ 了解常見行為特質：一週。

■ 每一個步驟：一週。

■ 在步驟五後休息一週或舉辦特別活動。

■ 結束：一週。

**三十週模式**

■ 介紹手冊：三次聚會。

■ 了解常見行為特質：一週。

■ 每一個步驟：二週。

■ 在步驟五後休息一週。

■ 結束：一週。

**一年模式**

■ 介紹手冊：四次聚會。

■ 了解常見行為特質：二週。

■ 每一個步驟：三週。

■ 在步驟三、五、九後休息一週或是舉辦特別的活動。

■ 結束：二週。

■ 假期（允許大約五週的休假）。

## 聚會聲明

## 十二步驟研習工作坊

（機構名稱）

為協助在缺乏照顧或是混亂家庭中成長的個人，特此發起十二步驟研習工作坊。這個工作坊使用「十二步驟」作為康復的模式。

開始日期：＿＿＿＿＿＿＿＿＿＿＿＿＿＿＿＿＿

日期：＿＿＿＿＿＿＿＿＿＿　時間：＿＿＿＿＿＿＿＿＿＿＿

會議地點：＿＿＿＿＿＿＿＿＿＿＿＿＿＿＿＿＿＿

聯絡人：＿＿＿＿＿＿＿＿＿　電話：＿＿＿＿＿＿＿＿＿＿＿

《十二步驟的療癒力：擺脫成癮，啟動轉化》是一本用來療癒受傷情緒的工作指南，強調自我認識以及神對所有人類不變的慈愛。

這個工作坊：

- 提供有效的方法面對過去。
- 提供示範，讓人們將自己的生活交付給一個崇高力量。
- 重申崇高力量的存在是為了引導我們活中的事務。

## 工作坊概述

- 前三週，聚會保持開放，讓對此聚會模式有興趣的人參加。
- 三週之後，小組團體成立。小組團體在接下來的幾週裡可以激勵信任與支持關係的發展。
- 在第四週，不再開放新的成員參與。
- 每一個步驟花費二週進行。
- 在兩次聚會期間要完成工作手冊裡的作業。
- 每週的聚會聚焦在當週完成的問題上。

# 十二步驟研習工作坊
# 三十週聚會時程表

| 週 | 日期 | 課程內容 | 在家預習 |
|---|---|---|---|
| 1 | | 概述與介紹 | 啟程 |
| 2 | | 啟程 | 支持和互助 |
| 3 | | 支持和互助 | 常見行為特質 |
| 4 | | 常見行為特質 | 步驟一 |
| 5 | | 步驟一：第一週 | 步驟一 |
| 6 | | 步驟一：第二週 | 步驟二 |
| 7 | | 步驟二：第一週 | 步驟二 |
| 8 | | 步驟二：第二週 | 步驟三 |
| 9 | | 步驟三：第一週 | 步驟三 |
| 10 | | 步驟三：第二週 | 步驟四 |
| 11 | | 步驟四：第一週 | 步驟四 |
| 12 | | 步驟四：第二週 | 步驟五 |
| 13 | | 步驟五：第一週 | 步驟五 |
| 14 | | 步驟五：第二週 | 持續不懈 |
| 15 | | 特別課程 | 步驟六 |
| 16 | | 步驟六：第一週 | 步驟六 |
| 17 | | 步驟六：第二週 | 步驟七 |
| 18 | | 步驟七：第一週 | 步驟七 |
| 19 | | 步驟七：第二週 | 步驟八 |
| 20 | | 步驟八：第一週 | 步驟八 |
| 21 | | 步驟八：第二週 | 步驟九 |
| 22 | | 步驟九：第一週 | 步驟九 |
| 23 | | 步驟九：第二週 | 步驟十 |
| 24 | | 步驟十：第一週 | 步驟十 |
| 25 | | 步驟十：第二週 | 步驟十一 |
| 26 | | 步驟十一：第一週 | 步驟十一 |
| 27 | | 步驟十一：第二週 | 步驟十二 |
| 28 | | 步驟十二：第一週 | 步驟十二 |
| 29 | | 步驟十二：第二週 | 結業準備 |
| 30 | | 結業聚會 | |

# 第一週
# 概要與介紹

準備好下列的素材：

1.《十二步驟的療癒力：擺脫成癮，啟動轉化》

2.《十二步驟禱文》（*12 Step Prayers for A Way Out*）

〔聚會時間是兩小時。請準時開始，以便獎勵準時〕

〔用二十分鐘進行歡迎、禱告與閱讀〕

**歡迎**：晚安！歡迎來到十二步驟研習工作坊。我的名字是＿＿＿＿＿。童年時我的家庭環境欠缺滋養，未能適當地養育我，那時某個大人的衝動或強迫行為嚴重傷害到我，結果導致我對自己的看法受到負面影響。我體認到失能的行為是會延續到下一代的，而我希望在我此生就停止這種延續狀態。

出現常見行為特質，不一定表示親生父母有物質濫用、虐待或暴力狀況。這些行為特質有可能是透過祖父母或生活中的重要他人傳遞下來的。

**禱告**：請與我一起安靜片刻，之後我們將會念誦〈寧靜禱文〉。

**閱讀**：請＿＿＿＿＿讀〈常見行為特質〉。

請＿＿＿＿＿讀〈十二步驟〉。

請＿＿＿＿＿讀〈康復的里程碑〉。

〔用三十五分鐘介紹這個康復計畫〕

**課程介紹**：歡迎你們每一位來到這個工作坊。十二步驟研習工作坊不是一件簡單的工作。你會發現在十二步驟中所進行的每一項書寫作業都充滿了療癒的力量。在康復剛開始的階段，執行這些步驟可能十分困難。我們建議你尋找外部的其他支援，或參與開放性的步驟研習聚

會，並閱讀額外的教材。這些都將拓展你的理解，增進你參與十二步驟計畫的能力。康復的第一課是先了解你自己的限制，並且只專注在那些可以幫助你康復的活動上。

在前三週你將有機會體驗工作坊的歷程。到了第三次聚會時，會要求你做出個人的承諾。整個計畫需要三十週的實行、學習、自省與成長。

身為聚會協助者，我會是你們值得信賴的戰友，並且會和你們一同走過這些步驟。如同你們一樣，我在這裡將分享我的經驗、力量與盼望。我只會帶領前三次聚會。從第四次聚會開始，我們會形成小組團體，之後就會由每個小組團體輪流負責帶領聚會。

這次的聚會希望透過介紹，讓大家能一窺使用《十二步驟的療癒力：擺脫成癮，啟動轉化》進行這個工作坊的大略樣貌。

為了成功完成這項工作，你們需要做出的承諾主要是願意以一次持續一天、一次持續一個聚會的方式參與這個歷程。同樣重要的是，要相信神將會關照我們工作的成果。

我們會用十分鐘時間檢視每一個步驟中的問題與回答，接著有三十五分鐘讓小組團體分享這些問題與回答。

小組團體分享後，有三十分鐘的開放時間，各小組團體回到大團體來進行分享或是進行團體活動。

聚會時間是二小時，從＿＿＿＿到＿＿＿＿。

當你花時間參與在團體中，你會發現新的人際關係正在向你開啟。這些人際關係的品質可能和你過去所經歷過的其他人際關係不同。

這工作坊的首要目標是促進療癒與康復。你會被要求去做一些你不熟悉的事，像是信任他人、練習健康的依賴與互相依賴、仔細聆聽以及分享你的感覺。你將有機會體驗一個健康家庭的生活經驗可以是

什麼樣子。

（參考本書開頭的〈概要〉與〈旅程的介紹〉，做為進一步介紹的材料。這些章節是康復計畫的概述。這兩個章節裡的問題，能讓參與者認識到針對問題寫下回答的價值何在。）

〔十分鐘休息時間〕

〔用四十分鐘進行自我介紹與討論〕

（假如團體不會太大〔少於十人〕，可以直接讓對所有人進行下面的自我介紹。否則，需要在協助者與共同協助者介紹後分成較小的團體）

**自我介紹：**讓我們花一些時間介紹每個人，只要說暱稱或名字即可，不用講出姓什麼，這是為了尊重在場者希望隱匿身分的需求。可以說一些你的背景、你為何會來到這裡，以及你希望達到什麼。現在就由我來開始自我介紹。

**討論：**聚會中可以針對步驟研習的問題加以討論。

〔用十五分鐘進行捐獻和結尾〕

**捐獻：**我們的傳統是透過自己的捐獻來自行支持工作坊的運作。我們請求你們在這時能做些捐獻。

**結尾：**在下次的聚會之前，請閱讀 34-50 頁的第一、二週教材，並回答裡面的問題。請特別注意 47-51 頁的〈參與同意書〉。下次聚會我們將會聚焦在這些教材上。

有沒有其他想說的？

請記住！在聚會中聽到的一切都必須保密！這些內容不能公開或拿來閒聊。請尊重今晚每位在這裡進行分享的人的隱私。

請每個人清理自己的座位，並協助讓室內的設備及物品歸位好嗎？

請與我一起進行結尾禱告。（〈寧靜禱文〉、〈主禱文〉或〈聖

法蘭西斯祈禱文〉）

〔散會〕

# 筆記

---

---

---

---

---

---

備忘：團體閱讀教材在附錄二。

# 第二週
## 啟程

〔用十五分鐘進行歡迎、禱告與閱讀〕

**歡迎**：歡迎來參加＿＿＿十二步驟研習工作坊，我的名字是＿＿＿＿＿＿，是今晚你們可以信賴的戰友。

**禱告**：請與我一起安靜片刻，之後我們將會念誦〈寧靜禱文〉。

**閱讀**：請＿＿＿讀〈常見行為特質〉。

請＿＿＿讀〈十二步驟〉。

請＿＿＿讀〈康復的里程碑〉。


〔用十五分鐘進行捐獻與自我介紹〕

**捐獻**：我們的傳統是透過自己的捐獻來自行支持工作坊的運作。我們請求你們在這時能做些捐獻。

**自我介紹**：請自我介紹，說出你自己的名字就好，這是為了尊重在場的人希望隱匿身分的需求。

　　歡迎每一位成員來到工作坊。十二步驟研習工作坊不是一件簡單的工作。你會發現我們在十二步驟每個步驟中所進行的書寫作業都充滿了療癒的力量。在你的康復的起始階段，執行這些步驟可能十分困難。我們建議你尋找其他外部的支援、參與開放性的步驟研習聚會，並閱讀額外的教材。這些都將拓展你的理解，增進你參與十二步驟計畫的能力。康復的第一課是先了解你自己的限制，並且只專注在那些可以幫助你康復的活動上。

　　在這次聚會與下週的聚會期間，你將有機會體驗工作坊所採取的計畫。在第三次聚會時，你會被要求做出個人的承諾。整個計畫需要三十週的實行、學習、自省與成長。

〔用十分鐘進行自省與準備〕

請分成四到六個人的小團體，在開始書寫作業活動前，我將大聲朗讀第 47-51 頁的〈參與同意書〉。這份同意書將會在第四週時簽署。

**自省與準備：**今晚我們將分享第 34-50 頁的第一週跟第二週教材，請用接下來的幾分鐘再看一次這些問題及你的答案。將你想分享的部分標示出來。

〔用三十五分鐘進行小團體分享〕

**小團體分享：**我們將會用三十五分鐘來分享自己的答案。將焦點著重在你所寫下的答案，一次討論一題，並讓每一個人都能分享自己的答案。請不要彼此互相對話，互相對話是指兩個人自己交談起來，將其他團體成員排拒在外。請將你的評論和意見只用在你自己的個人經驗上，並試著在分享時不要理性分析。用你最大的能力，分享你在寫答案時的感受（例如：高興、難過、生氣、愛、罪惡感、受傷、寂寞）。結束前三分鐘我會提醒大家。

〔用三十五分鐘進行大團體分享〕

**大團體分享：**請把你們的椅子排成一個大圈圈。現在要針對今晚的經驗進行分享。

〔用十分鐘進行結尾〕

**結尾：**每週的教材將引導你透過書寫作業來處理每個步驟。但並非針對每個步驟或聖經引文提供所有可能的資訊。

在下次的聚會之前，請閱讀第 54-62 頁的第三週教材，並回答裡面的問題。

有沒有其他想說的？

請新加入的成員在聚會後留下來討論對於步驟研習的任何問題。

請記住！今天在聚會中聽到一切都必須保密；這些內容不能公開

或拿來閒聊。請尊重今晚每位在這裡進行分享的人的隱私。

　　請每個人清理自己的座位，並協助將室內的設備、物品歸位好嗎？

　　請與我一起進行結尾禱告。（〈寧靜禱文〉、〈主禱文〉或〈聖法蘭西斯祈禱文〉）

　　〔散會〕

---

備忘：團體閱讀教材在附錄二。

# 第三週
# 支持與互助

〔準備一些 3×5 大小的卡片，用來進行小組登記〕

〔用十五分鐘進行歡迎、禱告與閱讀〕

**歡迎：**歡迎來參加____十二步驟研習工作坊。我的名字是____，是今晚你們可以信賴的戰友。」

**禱告：**請與我一起安靜片刻，之後我們將會念誦〈寧靜禱文〉。

**閱讀：**請____讀〈常見行為特質〉。

請____讀〈十二步驟〉。

請____讀〈康復的里程碑〉。

〔用十分鐘進行捐獻與自我介紹〕

**捐獻：**我們的傳統是透過自己的捐獻來自行支持工作坊的運作。我們請求你們在這時能做些捐獻。

**自我介紹：**請自我介紹，說出你自己的名字就好。這是為了尊重在場的人希望隱匿身分的需求。

〔用十五分鐘進行小組登記招募〕

我現在會發給每個人一張 3×5 大小的卡片，請大家填寫。請你在上面留下自己的名字、姓氏首字母以及聯絡電話。這些卡片將會在組成小組團體時使用，並在下次聚會前製作成團體名冊。如果某人是你的朋友或親戚，請予以註明，以便我們將你們分配到不同的小組團體中。此外，如果你希望參加的是全數為男性或全數為女性的團體，也請你註明。

團體成員都會用卡片隨機平均分配到不同的小組團體中。這個做法聽起來有些強制性，但證明是個既安全又不帶任何判斷的團體組成方式。這是讓自己放手很重要的一步。

〔用十分鐘進行自省與準備〕

**自省與準備**：今晚我們將分享第 54-62 頁的第三週教材，請用接下來的幾分鐘再看一下這些問題及你的答案。將你想分享的部分做個記號。

〔用三十五分鐘進行小團體分享〕

**小團體分享**：我們將用三十五分鐘來分享自己的答案。將焦點著重在你所寫下的答案，一次討論一題，並讓每一個人也都能分享他自己的答案。請不要彼此互相對話，互相對話是指兩個人自行交談起來，將其他團體成員排拒在外。請將你的評論與意見只用在你自己的個人經驗上，並試著在分享時不要理性分析。用你最大的能力，分享你在寫答案時的感受（例如：高興、難過、生氣、愛、罪惡感、受傷、寂寞）。結束前三分鐘我會提醒大家。

〔用三十分鐘進行大團體分享〕

**大團體分享**：「請把你們的椅子排成一個大圈圈。現在要針對今晚的經驗進行分享。

〔用十分鐘進行結尾〕

**結尾**：每週的教材將引導你透過書寫作業來處理每個步驟。但並非針對每個步驟或聖經引文提供所有可能的資訊。

在下次的聚會之前，請閱讀第 66-74 頁的第四週教材，並回答裡面的問題。

有沒有其他想說的？

請記住！今天在聚會中聽到的一切都必須保密；請將這些內容留在聚會內！這些內容不能公開或拿來閒聊。請尊重今晚每位在這裡進行分享的人的隱私。

請每個人清理自己的座位，並協助將室內的設備、物品歸位好嗎？

我要請_____來朗讀〈十二步驟的允諾〉。

請與我一起進行結尾禱告。（〈寧靜禱文〉、〈主禱文〉或〈聖法蘭西斯祈禱文〉）

〔散會〕

## 第四週聚會的準備

將 3×5 卡片隨機組成小組團體。準備一份包含所有參加成員的團體名冊，並依照小組團體分隔開來。這份名冊的內容包括名字、姓氏縮寫以及電話號碼。讓每位成員都有一份團體名冊的影印本。成員如果希望能加入全屬女性或全屬男性的團體，應該在可能的範圍內為成員做這樣的安排。建議將親朋好友分開，歸在不同的團體裡。

在聚會開始之前，就將小組團體的座位安排好。在這次聚會裡，將成員分派到各小組團體裡，以便容易識別。各小組團體都就座之後，可以讓他們為自己的小組團體命名。

---

備忘：團體閱讀教材在附錄二。

# 第四週
# 常見行為特質

〔備好團體名冊以進行分派〕

〔用十五分鐘進行歡迎、禱告、閱讀與捐獻〕

**歡迎：**歡迎來參加＿＿＿十二步驟研習工作坊。我的名字是＿＿＿＿，是今晚你們可信賴的戰友。

**禱告：**請與我一起安靜片刻，之後我們將會念誦〈寧靜禱文〉。

**閱讀：**請＿＿＿讀〈常見行為特質〉。

請＿＿＿讀〈十二步驟〉。

請＿＿＿讀〈康復〉的里程碑。

〔用十分鐘進行捐獻與自我介紹〕

**捐獻：**我們的傳統是透過自己的捐獻自行支持工作坊的運作。我們請求你們在這時能做些捐獻。

〔用十分鐘進行自省與準備〕

我現在要用小組團體名冊進行分派。請加入你被指派到的小組團體裡。

**自省與準備：**今晚我們將分享第 66-73 頁的〈常見行為特質〉。請用接下來的幾分鐘再看一次其中的問題及你的答案。將你想分享的特質做個記號。

〔用三十五分鐘進行小團體分享〕

在分享之前，請大家花幾分鐘的時間跟你的小組團體成員一起簽署〈參與同意書〉。

**小團體分享：**分享時請聚焦在你寫下的回應。一次分享一個問題，並讓每個人都有時間進行分享。請避免出現彼此互相對話的情況，互相對話指的是兩個人自行交談起來，將其他團體成員排除在外。當你將

你的評論或意見只用在你自己的個人經驗上，分享才是最有價值的，也請你使用以「我」開頭的陳述。結束前三分鐘我會提醒大家。請在發言之前先自我介紹。

〔用十五分鐘進行團體支持〕

**團體支持**：花些時間為自己和彼此安排協助。要特別記下分享時段中浮現的議題。

〔用三十五分鐘進行大團體分享〕

**大團體分享**：請把你們的椅子排成一個大圈圈。現在要針對今晚的經驗進行分享。

〔用十分鐘進行結尾〕

**結尾**：下週將開始進行十二步驟的工作。我們鼓勵你參加其他十二步驟聚會，並閱讀一些能增進你了解這些步驟的教材。

有沒有其他想說的？

下週帶領聚會的小組團體是_____。請打電話給今天缺席的成員，並鼓勵他們參與。請試著在下次聚會之前彼此碰面，以便一起進行書寫作業，並加深小組團體的情誼與信任。

請記住！今天在聚會中聽到的一切都必須保密。請將這些內容留在聚會內！這些內容不能公開或拿來閒聊。請尊重今晚每位在這裡與我們分享的人的隱私。

請每個人清理自己的座位，並協助將室內的設備、物品歸位好嗎？我要請_____朗讀〈十二步驟的允諾〉。

請與我一起進行結尾禱告。（〈寧靜禱文〉、〈主禱文〉或〈聖法蘭西斯祈禱文〉）

〔散會〕

---

備忘：團體閱讀教材在附錄二。

# 第五週到第二十九週
## 步驟一到步驟十二

〔用十五分鐘進行歡迎、禱告、閱讀與捐獻〕

**歡迎**：歡迎來到第＿＿＿次的十二步驟研習工作坊。我的名字是＿＿＿＿＿＿，是今晚你們可以信賴的戰友。

**禱告**：請與我一起安靜片刻，之後我們將會念誦〈寧靜禱文〉。

**閱讀**：請＿＿＿＿＿＿讀（〈常見行為特質〉、〈康復的里程碑〉或〈團體參與者指引〉）。

請＿＿＿＿＿＿讀十二步驟。

**捐獻**：我們的傳統是透過自己的捐獻來自行支持工作坊的運作。我們請求你們在這時能做些捐獻。

〔用十分鐘進行自省與準備〕

**自省與準備**：今晚我們將分享從第＿＿＿頁到第＿＿＿頁的步驟＿＿＿。接下來的幾分鐘請再看一次其中的問題和你的回應。先選出你想分享的問題和回答。

〔用三十五分鐘進行小團體分享〕

**小團體分享**：分享時請聚焦在你寫下的回應。一次回應一個問題，並讓每個人都有時間進行分享。請避免出現彼此互相對話的情況，互相對話指的是兩個人自行交談起來，將其他團體成員排除在外。當你將你的評論或意見只用在你自己的個人經驗上，分享就會是最有價值的，也請你使用「我」開頭的陳述。結束前三分鐘我會提醒大家。請在發言之前先自我介紹。

〔用十五分鐘進行團體支持〕

**團體支持**：花些時間為自己和彼此安排協助。要特別記下在分享時段中浮現的議題。

〔用三十五分鐘進行大團體分享或團體活動（徵詢團體意願或隔週交替進行）〕

〔用十分鐘進行結尾〕

**結尾：**希望大家在接下來這一週的其他時間內，盡量透過電話聯絡或是見面討論你們的書寫作業、加深小組團體關係並互相鼓勵。也希望你們去參與其他十二步驟聚會並閱讀其他教材，這些都將擴大你對這些步驟的理解。

下週帶領聚會的小組團體是_____。請打電話給今天缺席的成員，並鼓勵他們參與。

請記住！今天在聚會中聽到的一切都必須保密。請將這些內容留在聚會內！這些內容不能公開或拿來閒聊。請尊重今晚每位在這裡與我們分享的人的隱私。

請每個人清理自己的座位，並協助將室內的設備、物品歸位好嗎？

我要請_____來朗讀〈十二步驟的允諾〉。

請與我一起進行結尾禱告。（〈寧靜禱文〉、〈主禱文〉或〈聖法蘭西斯祈禱文〉）

〔散會〕

備忘：團體閱讀教材在附錄二。

# 第三十週
## 結業聚會

〔用十五分鐘進行歡迎、禱告、閱讀與捐獻〕

**歡迎**：歡迎來到第＿＿次的十二步驟研習工作坊。我的名字是＿＿＿＿，是今晚你們可以信賴的戰友。這次聚會將為你與你的小組團體所進行的工作以及十二步驟帶來圓滿的完成。

**禱告**：請與我一起安靜片刻，之後我們將會念誦〈寧靜禱文〉。

**閱讀**：請＿＿＿＿讀〈康復的里程碑〉。

請＿＿＿＿讀十二步驟。

**捐獻**：我們的傳統是透過自己的捐獻自行支持工作坊的運作。我們請求你們在這時能做些捐獻。

〔用十分鐘進行自省與準備〕

**自省與準備**：今晚各位有機會帶著喜悅、感謝與愛，溫柔地說再見。請在接下來的十分鐘細細思索並回答下列陳述。無須特地對每個人道謝。你的感謝會在寫下的回答中傳達出來。

我想藉由承認這個經驗對我有以下的意義來完成這個工作坊：＿＿＿＿

＿＿＿＿＿＿＿＿＿＿＿＿＿＿＿＿＿＿＿＿＿＿＿＿＿＿

＿＿＿＿＿＿＿＿＿＿＿＿＿＿＿＿＿＿＿＿＿＿＿＿＿＿

＿＿＿＿＿＿＿＿＿＿＿＿＿＿＿＿＿＿＿＿＿＿＿＿＿＿

＿＿＿＿＿＿＿＿＿＿＿＿＿＿＿＿＿＿＿＿＿＿＿＿＿＿

做為道別的一部份，我想要承認我的感受。自在地表達你此刻的情緒（例如：失落、悲傷、恐懼、高興、期待、感激），因為這對接受結

束來說是健康的。 _____

_____

_____

_____

_____

〔用三十五分鐘進行小團體分享〕

**小團體分享**：分享時請聚焦在你寫下的回應。一次回答一個問題，並讓每個人都有時間進行分享。請避免出現彼此互相對話的情況，互相對話指的是兩個人自行交談起來，將其他團體成員排除在外。當你將你的評論或意見只用在你自己的個人經驗上，分享就會是最有價值的，也請你使用「我」開頭的陳述。結束前三分鐘我會提醒大家。請在發言之前先自我介紹。

〔用十五分鐘進行團體禱告〕

**團體禱告**：花時間為自己與彼此禱告。特別針對那些在分享時所出現的議題。

〔用三十五分鐘進行大團體分享〕

**大團體分享**：請把你們的椅子排成一個大圈圈。現在要針對今晚的經驗進行分享。恭喜各位完成這個費力的工作，並遵守承諾完成步驟研習。花一點時間彼此表彰及慶賀。請填寫第 317 頁的結業證書，做為你的成就的證明。

〔用十分鐘進行結尾〕

**結尾**：我們鼓勵各位參與其他的十二步驟聚會，並持續閱讀其他拓展你們理解十二步驟的材料以及所提到的聖經內容。

有沒有其他想說的？

如果團體想要進一步進行非正式聯繫，這個聚會就是一個規劃重

聚日期的機會。

　　提醒大家！所有你在聚會中聽到的一切都必須保密。請將這些內容留在聚會內！這些內容不能公開或拿來閒聊。請尊重今晚每位在這裡與我們分享的人的隱私。

　　請與我一起進行 275 頁的〈步驟十二的禱文〉。

# 結業證書

_____

（姓名）

以自身的承諾、勇氣獲得

完成十二步驟研習工作坊的認證

_____

（協助者及小組團體成員）

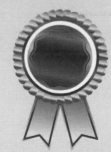

## 常見行為特質

☐ 低自尊使我們苛刻地評判自己與他人。我們用來掩飾或補償這個狀
況的方式包括：追求完美、為他人背負責任、企圖控制無法預期的
事、不如己意時生氣，或者在背後說閒話而不直接處理問題。

☐ 我們往往自我隔離起來，跟他人待在一起時會覺得不自在，尤其是
面對權威人士時。

☐ 我們尋求認同，並且願意做任何事好讓別人喜歡我們。我們極端忠
誠，即使事實證明那樣的忠誠根本不值得。

☐ 我們害怕生氣的人或是針對個人的批評，這讓我們感到焦慮和過度
敏感。

☐ 我們習慣性地選擇和不表露情緒、有成癮特質的人交往。我們通常
較少被健康、有愛心的人吸引。

☐ 我們活得像個受害者，並且在愛情和友情關係中被其他受害者所吸
引。我們混淆了愛與同情，並且往往會去「愛」我們施予同情和拯
救的人。

☐ 我們不是太有責任感就是太沒有責任感。我們努力解決別人的問
題，或是期待別人為我們負責。這使我們逃避仔細檢視自己的行
為。

☐ 當我們為自己出頭或表現得大膽自信時，會有罪惡感。我們屈服於
他人，而不是照顧我們自己。

☐ 我們否認、低估或壓抑童年創傷的感受。我們難以表達自己的感
受，並且覺察不到這種情形對我們生命的衝擊。

☐ 我們是具有依賴性格的人，擔心遭到拒絕或拋棄。我們傾向留在會

對我們造成傷害的關係或工作中。我們的恐懼若不是使我們無法結束有害的關係，就是阻擋我們開展健康且有益的關係。

□ 否認、孤立、控制和沒必要的罪惡感，是家庭問題的徵兆。就是這些行為讓我們感到絕望與無助。

□ 我們在親密關係上有困難。我們覺得不安全也不信任他人。我們沒有清晰的界限，因此捲入伴侶的需求和情緒裡。

□ 我們做事很難貫徹始終。

□ 我們強烈地想要掌控一切。對於無法掌控的改變，我們會過度反應。

□ 我們常常很衝動。我們未經思索其他替代的行動方案或者可能的後果，就採取行動。

# 團體參與者指引

□ **接受是你的崇高力量在當家**

  ● 心懷感激地認清崇高力量存在,並祈求指引及方向。

□ **以恰當的方式表達愛**

  ● 要尊重他人的需求,所以當你想要用擁抱或觸碰來表達關懷時,
    先徵詢同意。許多人對身體上的接觸會感到不舒服。

□ **聚焦於與當前步驟有關的個人分享**

  ● 聚焦於分享跟正在執行的步驟有關的個人經驗、力量以及盼望。

  ● 讓團體中每一個人都有相同的時間進行分享。

□ **發言有節制並允許他人分享**

  ● 評論要簡短,依序輪流進行,且不要打斷他人。

  ● 尊重每一個人不受議論的自我表達權利。

□ **以分享自己的經驗來提供支持與撫慰**

  ● 不要企圖建議或拯救其他人。

  ● 接受他人所說的一切而不予評論,了解那對他們而言是真實的。

  ● 只為你自己的感受、想法以及行為負責。

□ **避免「互相對話」**

  ● 互相對話是指兩人或更多人排除他人而自行交談起來。這種情形
    也可能涉及給予建議。

□ **保密**

  ● 讓所分享的一切僅限團體成員知曉,以確保一個安全且開放的氛
    圍。

□ **避免閒話**

  ● 分享你自己的需求,但避免談論到不在現場的人。

□ 避免批判或為某人辯護

　● 和藹地指出他人應該為自己的行為負責，而且只在對方提出詢問時才這樣做。除此之外，要了解我們都對自己的崇高力量負責，辯護或批判其他人不是我們的職責。

□ 為每一次聚會做好準備，並帶著支持他人的態度前來

　● 每一次聚會前，詳讀指定的素材並完成所有書寫作業。

　● 請求你的崇高力量給予指引，並讓你在跟其他團體成員交流時（至少跟一位）願意開放並誠實地分享。

# 康復的里程碑

□ 我們與人相處時感到自在,即使面對的是權威人士。

□ 我們有堅強的自我認同,並且通常給予自己肯定。

□ 我們用正向的方式接納及運用對我們個人的批評。

□ 當我們面對自身的生活處境時,我們發現自己會被人際關係中的優點所吸引,並對弱點抱持理解的態度。

□ 我們藉由愛自己以及專注在自己身上,來獲得康復;我們對自己的想法和行為負起責任。

□ 在恰當的情況下,我們可以自在地為自己挺身而出。

□ 我們擁有平和與寧靜,相信神正在帶領著我們康復。

□ 我們愛那些會愛自己與照顧自己的人。

□ 我們可以自由表達與感覺自己的情感,即使那可能造成痛楚。

□ 我們有較健康的自尊。

□ 我們正在發展出新的技巧,可以讓自己啟動並完成想法和計畫。

□ 我們考量替代的行動方案以及可能的後果,然後採取審慎的行動。

□ 我們對於崇高力量的仰賴越來越深。

# 聖法蘭西斯祈禱文

主啊！使我作祢和平之子，

在憎恨之處，播下仁愛；

在傷痕之處，播下寬恕；

在懷疑之處，播下信心；

在絕望之處，播下盼望；

在幽暗之處，播下光明；

在憂愁之處，播下喜樂。

主啊！使我少為自己求，

少求受安慰，但求安慰人；

少求被瞭解，但求瞭解人；

少求愛，但求全心付出愛。

因為在捨去時，我們便有所得；

在赦免時，我們便蒙赦免；

在死亡時，我們便進入永恆。

阿們。

# 十二步驟的允諾

　　只要我們不辭艱辛地進行這個歷程，還未行到半途我們就會感到驚奇。

□ 我們將會經驗到新的自由和新的快樂。

□ 我們將不會對過去感到悔恨，也不會期望關上通往過去的那扇門。

□ 我們將會理解寧靜的意義，也會知道什麼叫平和。

□ 不論我們走了多遠，我們都會了解到自身的經驗可以為他人帶來益處。

□ 無用和自憐的感受將會消失。

□ 我們將會對只追求自己利益的事情失去興趣，從而對夥伴感到興趣。

□ 追逐自我將會消逝無蹤。

□ 我們對生命的整體態度和前瞻將會有所改變。

□ 對人的恐懼和經濟上的沒有安全感將會離我們而去。

□ 我們將會直覺地知道該如何處理過去對我們形成阻礙的情況。

□ 我們將會突然了解到，神為我們所做的是我們無法為自己做到的事。

　　這些允諾過於誇大嗎？我們不這麼認為。這些允諾在我們之間正在實現著──有時快，有時慢。只要我們為這些允諾下苦功，它們就一定會兌現。

## 寧靜禱文

上蒼啊，請賦予我寧靜

去接受我無法改變的事，

使我有勇氣去改變我可以改變的，

並使我擁有辨明差異的智慧。


雷因霍德 · 尼布爾（Reinhold Niebuhr）

# 十二步驟

### 步驟一

我們承認無力抵抗成癮的影響，以致生活變得無法掌控。

### 步驟二

開始相信有比我們自身更強大的力量，讓我們回復神智清醒的狀態。

### 步驟三

做出決定，將我們的意志和生命託付給**我們所認識的**神來照看。

### 步驟四

徹底而無懼地盤點我們自己在品行上的強弱之處。

### 步驟五

對神、自己及所有人坦承我們錯誤行為的真正底蘊。

### 步驟六

做好萬全的準備，以便讓神清理性格中的缺陷。

### 步驟七

謙卑地懇求神去除我們的缺陷。

### 步驟八

一一列出所有我們曾經傷害過的人，且願意彌補他們。

## 步驟九

只要有可能，便直接彌補曾經傷害過的人，除非這樣做會對他們或其他人造成傷害。

## 步驟十

持續個人的品行盤點，且當我們犯錯的時候，馬上認錯。

## 步驟十一

透過禱告與沉思默想提升我們與**我們所認識的神意識上的接觸**，只祈求祂賜予我們知曉祂的旨意的智慧及將之付諸實現的能力。

## 步驟十二

貫徹這些步驟後，我們的靈性因而甦醒，接著我們要試著將這樣的訊息傳達給其他成癮者，並在日常生活一舉一動中皆實踐這些原則。

# 衛生福利部指定藥癮戒治機構

| 臺北區 | | |
|---|---|---|
| 臺北市 | | |
| 醫療院所 | 臺北市立聯合醫院（松德院區、林森中醫昆明院區、仁愛院區、中興院區、忠孝院區、陽明院區、和平婦幼院區） | 松德院區：<br>02-27263141<br>林森中醫昆明院區：<br>02-23703739<br>仁愛院區：<br>02-27093600<br>中興院區：<br>02-25523234<br>忠孝院區：<br>02-27861288<br>陽明院區：<br>02-28353456<br>和平婦幼院區：<br>02-23889595 |
| | 三軍總醫院北投分院附設民眾診療服務處 | 02-28959802 |
| | 臺北榮民總醫院 | 02-28757027 |
| | 新光醫療財團法人新光吳火獅紀念醫院 | 02-28332211 |
| 新北市 | | |
| 醫療院所 | 衛生福利部樂生療養院 | 02-82006600 |
| | 衛生福利部臺北醫院 | 02-22765566 |
| | 新北市立聯合醫院 | 三重院區：<br>02-29829111<br>板橋院區：<br>02-22575151 |

| | 台灣基督長老教會馬偕醫療財團法人淡水馬偕紀念醫院 | 02-25433535 分機 3674 |
|---|---|---|
| | 天主教耕莘醫療財團法人耕莘醫院 | 02-22193391 |

| 宜蘭縣 | | |
|---|---|---|
| 醫療院所 | 海天醫療社團法人海天醫院 | 03-9308010 |
| | 天主教靈醫會醫療財團法人羅東聖母醫院 | 03-9544106 |
| | 國立陽明大學附設醫院 | 03-9325192 |

| 基隆市 | | |
|---|---|---|
| 醫療院所 | 衛生福利部基隆醫院 | 02-24292525 |
| | 長庚醫療財團法人基隆長庚紀念醫院 | 02-24329292 |

| 金門縣 | | |
|---|---|---|
| 醫療院所 | 衛生福利部金門醫院 | 082-332546 |

| 連江縣 | | |
|---|---|---|
| 醫療院所 | 連江縣立醫院 | 083-623995 |

| 北區 | | |
|---|---|---|

| 桃園市 | | |
|---|---|---|
| 醫療院所 | 衛生福利部桃園療養院 | 03-3698553 |
| | 臺北榮民總醫院桃園分院 | 03-3384889 |
| | 國軍桃園總醫院附設民眾診療服務處 | 03-4799595 |

| 新竹市 | | |
|---|---|---|
| 醫療院所 | 國立臺灣大學醫學院附設醫院新竹分院 | 03-5326151 |
| | 國軍新竹地區醫院附設民眾診療服務處 | 03-5348181 |
| | 林正修診所 | 03-5166746 |

| 新竹縣 | | |
|---|---|---|
| 醫療院所 | 國立臺灣大學醫學院附設醫院竹東分院 | 03-5943248 |
| | 臺北榮民總醫院新竹分院 | 03-5962134 |
| | 天主教仁慈醫療財團法人仁慈醫院 | 03-5993500 |
| | 陽光精神科診所 | 03-5942371 |

| 苗栗縣 | | |
|---|---|---|
| 醫療院所 | 大千醫療社團法人南勢醫院 | 037-369936 |
| | 衛生福利部苗栗醫院 | 037-261920 |
| | 為恭醫療財團法人為恭紀念醫院 | 037-676811 |
| | 李綜合醫療社團法人苑裡李綜合醫院 | 037-862387 |

| 中區 | | |
|---|---|---|
| 臺中市 | | |
| 醫療院所 | 臺中榮民總醫院 | 04-23592525 |
| | 中國醫藥大學附設醫院 | 04-22052121 |
| | 中山醫學大學附設醫院中興分院 | 04-22621652 |
| | 中山醫學大學附設醫院 | 04-24739595 |
| 南投縣 | | |
| 醫療院所 | 埔基醫療財團法人埔里基督教醫院 | 049-2912151<br>轉 5143 |
| | 臺中榮民總醫院埔里分院 | 049-2990833 |
| | 衛生福利部南投醫院 | 049-2231150 |
| | 衛生福利部草屯療養院 | 049-2550800 |
| 彰化縣 | | |
| 醫療院所 | 衛生福利部彰化醫院 | 04-8298686<br>轉 1040 |
| | 彰化基督教醫療財團法人彰化基督教醫院 | 04-7238595 |
| | 彰化基督教醫療財團法人鹿港基督教醫院<br>（長青院區） | 04-7789595 |
| | 秀傳醫療社團法人秀傳紀念醫院 | 04-7256166 |

| 南區 | | |
|---|---|---|
| **雲林縣** | | |
| 醫療院所 | 國立臺灣大學醫學院附設醫院雲林分院 | 05-5323911 |
| | 國立成功大學醫學院附設醫院斗六分院 | 05-5332121 |
| | 信安醫療社團法人信安醫院 | 05-5223788 |
| | 財團法人天主教若瑟醫院 | 05-6337333 |
| **嘉義縣** | | |
| 醫療院所 | 佛教慈濟醫療財團法人大林慈濟醫院 | 05-2648000 |
| | 臺中榮民總醫院灣橋分院 | 05-2791072 |
| | 衛生福利部朴子醫院 | 05-2319090 |
| **嘉義市** | | |
| 醫療院所 | 衛生福利部嘉義醫院 | 05-2319090 |
| | 臺中榮民總醫院嘉義分院 | 05-2359630 |
| | 天主教中華聖母修女會醫療財團法人天主教聖馬定醫院 | 05-2780040 |
| | 戴德森醫療財團法人嘉義基督教醫院 | 05-2675041 |
| **臺南市** | | |
| 醫療院所 | 衛生福利部嘉南療養院 | 06-2795019 |
| | 國立成功大學醫學院附設醫院 | 06-2353535 |
| | 高雄榮民總醫院臺南分院 | 06-3125101 |
| | 衛生福利部臺南醫院 | 06-2200055 |

| 高屏區 | | |
|---|---|---|
| 高雄市 | | |
| 醫療院所 | 財團法人私立高雄醫學大學附設中和紀念醫院 | 07-3121101 |
| | 高雄市立凱旋醫院 | 07-7513171 |
| | 國軍高雄總醫院附設民眾診療服務處 | 07-7496779 |
| | 高雄榮民總醫院 | 07-3422121 |
| 屏東縣 | | |
| 醫療院所 | 衛生福利部屏東醫院 | 08-7363011 |
| | 安泰醫療社團法人安泰醫院 | 08-8329966 |
| | 屏安醫療社團法人屏安醫院 | 08-7211777 |
| 澎湖縣 | | |
| 醫療院所 | 衛生福利部澎湖醫院 | 06-9261151 |

| 東區 | | |
|---|---|---|
| 花蓮縣 | | |
| 醫療院所 | 衛生福利部玉里醫院 | 03-8886141 |
| | 衛生福利部花蓮醫院 | 03-8358141 |
| | 臺北榮民總醫院玉里分院 | 03-8561825 |
| 臺東縣 | | |
| 醫療院所 | 衛生福利部臺東醫院 | 089-324112 |
| | 臺北榮民總醫院台東分院 | 089-222995 |

資料來源：衛生福利部心理及口腔健康司

＊最新且完整資料可至「衛生福利部心理及口腔健康司」網站（https://dep.mohw.gov.tw/DOMHAOH/cp-4097-43398-107.html）查詢。

# 延伸閱讀

- 《這不是你的錯：對自己慈悲，撫慰受傷的童年》（2016），貝芙莉・英格爾（Beverly Engel.LMFT），心靈工坊。

- 《你是盡責憂慮者嗎？：別再杞人憂天，找回平靜人生》（2015），伊利特・科恩（Elliot Cohen），心靈工坊。

- 《正念減壓，與癌共處》（2014），琳達・卡森（Linda E. Carlson）、麥可・史貝卡（Michael Speca），心靈工坊。

- 《上網不上癮：給網路族的心靈處方》（2013），張立人，心靈工坊。

- 《擁抱不完美：認回自己的故事療癒之旅》（2013），周志建，心靈工坊。

- 《減壓，從一粒葡萄乾開始》（隨書附有正念減壓練習引導 MP3 CD）（2012），鮑伯・史鐸（Bob Stahl）、依立夏・高斯坦（Elisha Goldstein），心靈工坊。

- 《藥物與心理治療》（2006），蜜雪・瑞芭（Michelle B. Riba）、理查・巴隆（Richard Balon），心靈工坊。

- 《我和我的四個影子：邊緣性病例的診斷與治療》（2005），平井孝男，心靈工坊。

- 《支持性心理治療入門》（2005），阿諾・溫斯頓（Arnold Winston）、理查・羅森莎（Richard N. Rosenthal）、亨利・品斯克（Henry Pinsker），心靈工坊。

- 《超個人心理治療：心理治療與靈性轉化的整合》（2005），布蘭特・寇特萊特（Brant Cortright）

- 《身體的情緒地圖》（2004），克莉絲汀・寇威爾（Christine Caldwell），心靈工坊。
- 《愛，上了癮：撫平因愛受傷的心靈》（2004），伊東明（Ito Akira），心靈工坊。
- 《成癮與大腦：重度毒癮者的自白及成癮行為的形成和治療》（2018），瑪亞・莎拉維茲（Maia Szalavitz），遠流出版。
- 《成癮的大腦：為什麼我們會濫用藥物、酒精及尼古丁》（2018），邁克爾・庫赫（Michael Kuhar），本事文化。

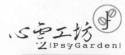

SelfHelp 032

十二步驟的療癒力：
擺脫成癮，啟動轉化
The Twelve Steps – A Way Out: A Spiritual Process for Healing
作者：康復之友（Friends in Recovery）
譯者：丁耕原、張富美、葉俞均、羅時揚　審閱：李昭慧

出版者—心靈工坊文化事業股份有限公司
發行人—王浩威　總編輯—徐嘉俊
特約編輯—鄭秀娟　責任編輯—饒美君
封面設計—高鍾琪　內頁排版—龍虎電腦排版公司
通訊地址—10684 台北市大安區信義路四段 53 巷 8 號 2 樓
郵政劃撥—19546215　戶名—心靈工坊文化事業股份有限公司
電話—02）2702-9186　傳真—02）2702-9286
Email—service@psygarden.com.tw　網址—www.psygarden.com.tw

製版‧印刷—中茂分色製版印刷股份有限公司
總經銷—大和書報圖書股份有限公司
電話—02）8990-2588　傳真—02）2290-1658
通訊地址—248 新北市新莊區五工五路二號
初版一刷—2019 年 3 月　初版三刷—2024 年 6 月
ISBN—978-986-357-145-2 定價—480 元

國家圖書館出版品預行編目資料

十二步驟的療癒力：擺脫成癮，啟動轉化 / 康復之友著；丁耕原等譯 . -- 初版 .
-- 臺北市：心靈工坊文化，2019.03
面；　公分
譯自：The 12 steps, a way out : a spiritual process for healing
ISBN 978-986-357-145-2( 平裝 )

1. 成癮 2. 戒癮

411.8　　　　　　　　　　　　　　　　　　　　　108003352